Ritter · Gottenbusch · von Zitzewitz-Knörr
Stoffwechselstörung HPU –
Das Ernährungs-Programm

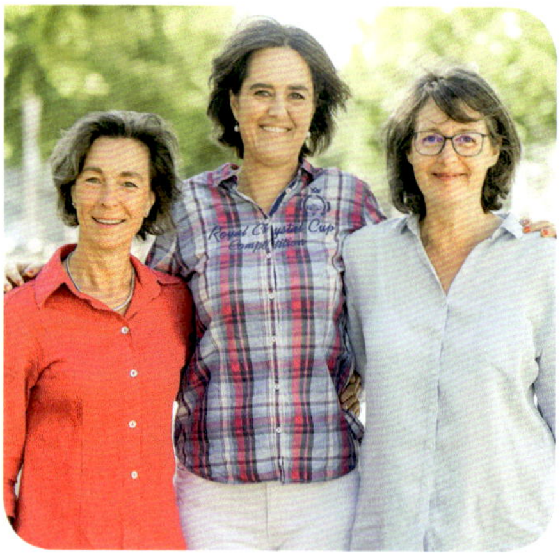

Dr. Tina Maria Ritter, Uta Gottenbusch und **Alexandra von Zitzewitz-Knörr** arbeiten gemeinsam als Heilpraktiker-Kolleginnen in Mannheim. Sie sind auf die Stoffwechselstörung HPU, Allergien, Schilddrüsenerkrankungen und Nebennierenschwäche spezialisiert. Als Team stecken sie regelmäßig die Köpfe zusammen, um auch in schwierigen Fällen Hilfestellung leisten zu können. Dass allen dreien die gemeinsame Arbeit Spaß macht, spürt man an der fröhlichen Stimmung in der Praxis.

»HPUler*innen gehören in der Regel zu den komplexeren oder vielschichtigeren Patientinnen und Patienten. Viele haben eine Odyssee von Ärztinnen und Therapeuten hinter sich, keine klare Diagnose, aber die belastende Erfahrung, schnell in der ›Psychoecke‹ zu stehen und nicht weiterzuwissen. Wir helfen ihnen, den roten Faden zu finden und das Wohlbefinden und die Leistungsfähigkeit wiederherzustellen. Dafür brennen wir!«

Dr. Tina Maria Ritter · Uta Gottenbusch ·
Alexandra von Zitzewitz-Knörr

Stoffwechselstörung HPU – Das Ernährungs-Programm

Bei Erschöpfung, chronischen Schmerzen, Reizdarm und Nebennierenschwäche. Mit 80 Rezepten

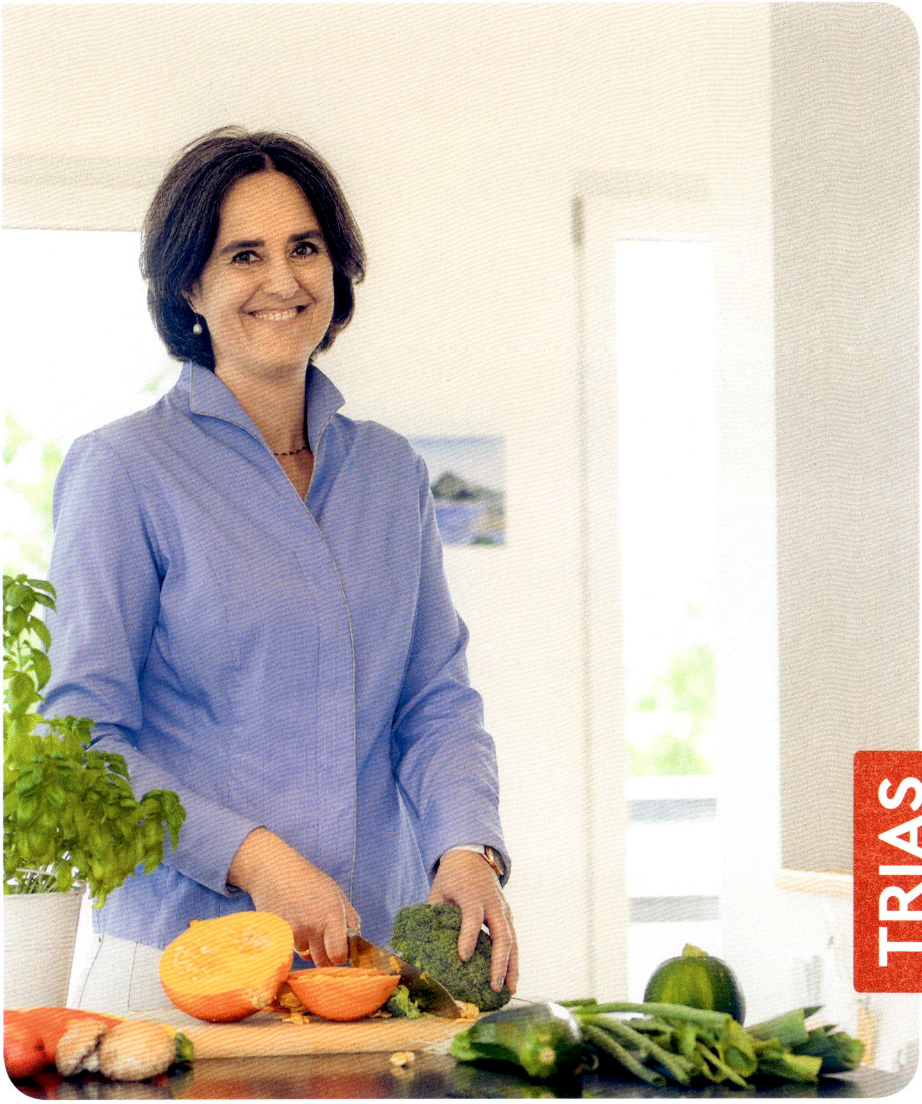

TRIAS

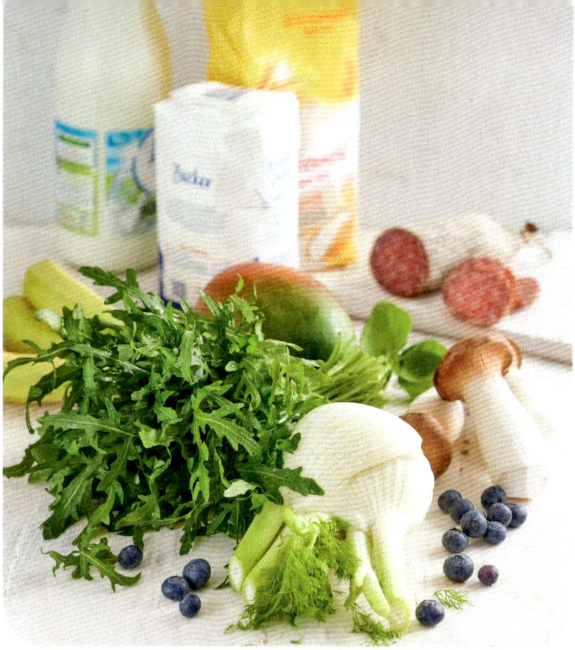

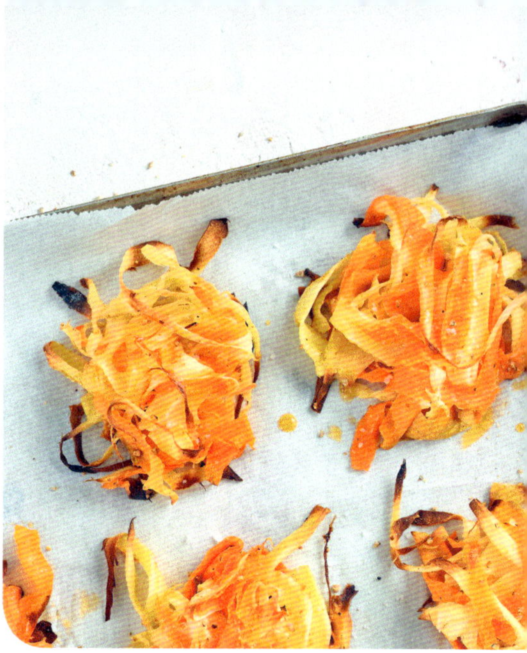

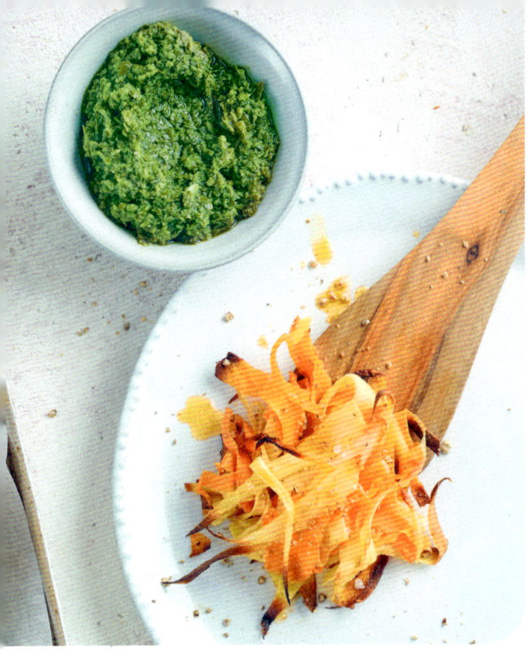

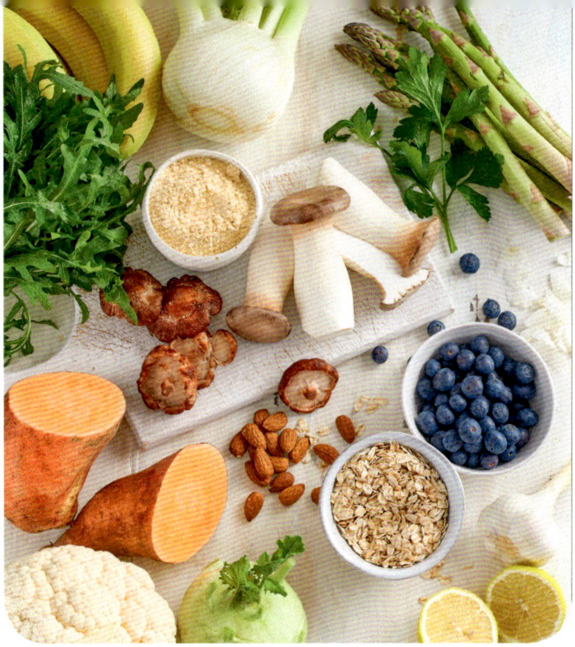

Exkurse

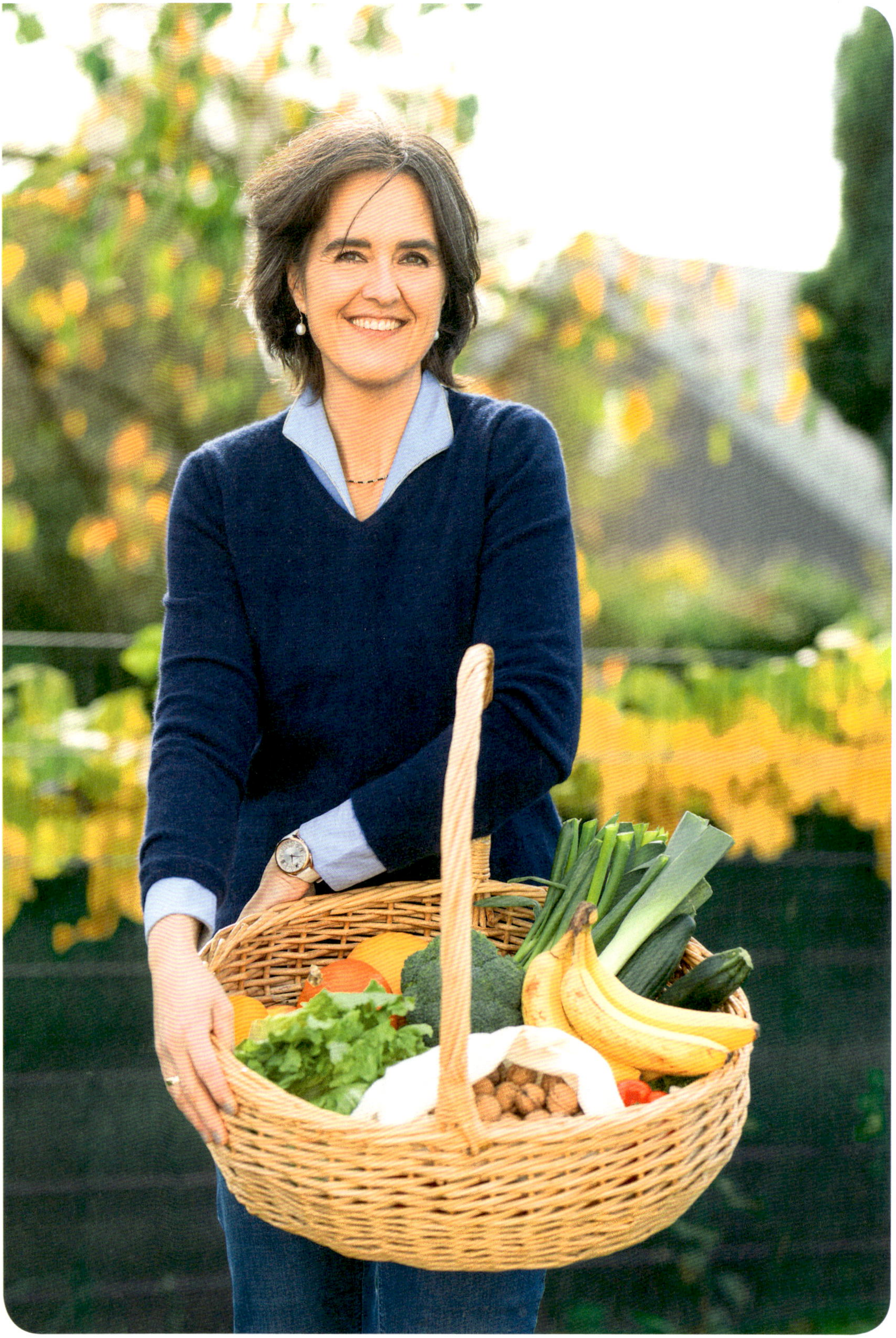

Liebe Leserin, lieber Leser,

seitdem ich, Tina Ritter, zusammen mit Frau Dr. Baumeister-Jesch das Thema HPU aufgegriffen und nach Deutschland geholt haben, ist viel passiert. Seit nunmehr über zehn Jahren klären wir auf, bilden Therapeutinnen und Therapeuten in Seminaren aus und halten Vorträge, um die Stoffwechselstörung HPU bekannter zu machen. Unser Ziel: Jede* Therapeut*in soll HPU-Patientinnen und -Patienten erkennen und entsprechend behandeln können.

Mittlerweile haben viele Behandler von der Stoffwechselstörung HPU gehört. Immer mehr betroffene Patientinnen und Patienten fragen danach und fordern ihre Ärztinnen, Ärzte und Heilpraktiker*innen damit heraus. Da bleibt es nicht aus, dass Labore und Firmen auf den Zug aufspringen, entsprechende Produkte anbieten und noch mehr darüber geschrieben wird. Mit unserem aktuellen Buch zur Ernährung bei HPU sorgen wir dafür, dass das Thema noch öffentlicher und die Aufklärung auch für Laien leichter wird.

In diesem Buch wollen wir speziell auf die Ernährung bei HPU eingehen, denn nicht nur die Gabe bestimmter Vitamine und Mineralstoffe kann die Symptome der Stoffwechselkrankheit behandeln, sondern auch eine adäquate Ernährung. Sie ist immer Basis einer guten Gesundheit und mit schlechter Ernährung oder dem Missachten von Nahrungsmittelunverträglichkeiten kann »gegen Windmühlen« therapiert werden. Wer von HPU betroffen ist, braucht möglichst viele Nährstoffe im Essen und möglichst wenig Giftstoffe.

Dafür möchten wir Sie mit diesem Buch sensibilisieren. Sie sollen einen Überblick darüber bekommen, wo sich überall für Sie Unverträgliches verstecken kann, was Ihnen vielleicht schadet oder Ihre HPU-Therapie durchkreuzt. Und nicht zuletzt wollen wir Ihnen natürlich das Einkaufen und das Kochen erleichtern und Ideen und Anregungen geben, wie eine HPU-konforme Ernährung aussieht und wie man sie einfach und lecker gestalten kann.

Ihre Tina Ritter, Uta Gottenbusch und Alexandra von Zitzewitz-Knörr

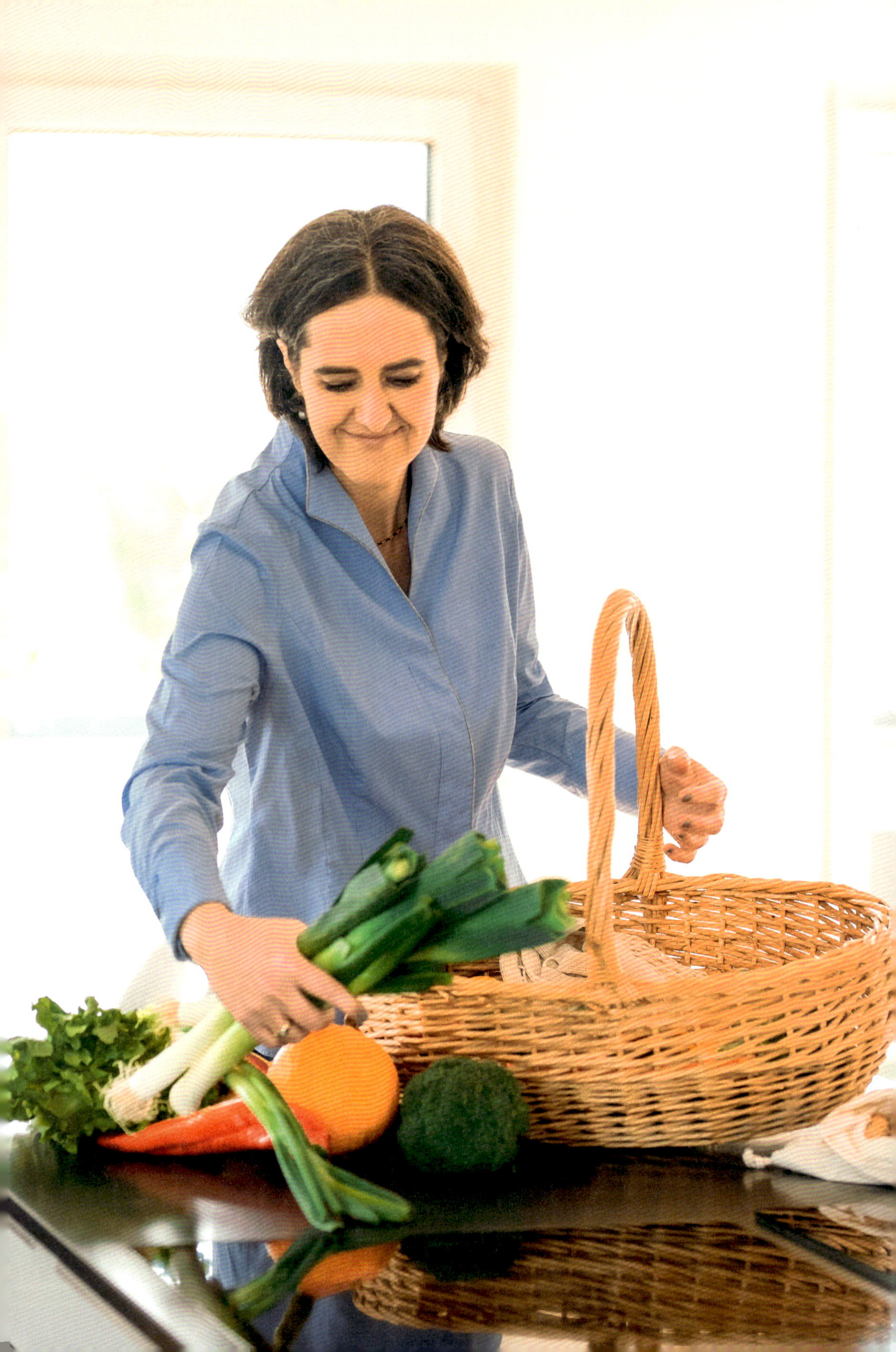

Die Grundlagen

Um die HPU verstehen zu können, schauen wir uns die Hintergründe der Stoffwechselstörung einmal etwas genauer an.

Was bedeutet eigentlich HPU?

Mit HPU wird eine Stoffwechselstörung beschrieben, die mannigfaltige Auswirkungen auf den Körper haben kann. Die große Überschrift lautet: »Entgiftungsstörung«.

Die drei Buchstaben HPU sind die griffige Abkürzung für den etwas sperrigen Begriff Hämopyrrollaktamurie. Betroffene haben eine eingeschränkte Entgiftungsfähigkeit. Das bedeutet, dass der Körper mit der Bewältigung des eigenen Stoffwechsel bereits so am Limit ist, dass zusätzlich von außen kommende Giftstoffe nur unzureichend entgiftet werden können. Die Folge für die Betroffenen ist, dass über die Jahre einiges an Toxinen akkumuliert oder gesammelt wird.

Was Gifte im Körper bewirken

Denken Sie ans Rauchen oder an Amalgam in Zahnfüllungen. Warum werden die einen von diesen Stoffen krank und die anderen nicht? Es hängt immer mit unserer individuellen Entgiftungsfähigkeit zusammen. Nikotin, Teer und Quecksilber sind natürlich per se für alle Menschen giftig, aber der Körper kann normalerweise einiges »wegstecken«. Wenn er etwas nicht ausscheiden kann, sucht er sich dafür die Stellen aus, an denen die Stoffe am wenigsten Schaden verursachen. Über die Jahre sammelt sich dort immer mehr an, bis irgendwann eine Schwelle überschritten wird, das »Giftmüllfass« bildlich gesprochen voll ist und überquillt, was dann zu Krankheiten und Problemen führt. Bei von HPU Betroffenen ist das früher der Fall als bei jemanden, der einen gut funktionierenden, »normalen« Stoffwechsel hat.

Versuchen wir, es rein rechnerisch darzustellen. Stellen Sie sich vor, ein Mensch mit einem gut funktionierenden Stoffwechsel hat Amalgamfüllungen im Mund oder raucht. Schon hier muss genauer hingeschaut werden: Wie viele Amalgamfüllungen? Wie viele Zigaretten? Es ist natürlich ein Unterschied, ob jemand eine Füllung hat oder acht oder ob jemand fünf oder 40 Zigaretten am Tag raucht. Und wie lange geht das so? Sind es fünf Jahre oder eher schon Jahrzehnte? Auch der Faktor Zeit ist nicht unwesentlich. Und nun kommt noch ein weiterer Aspekt hinzu: Wie viel von dem täglichen Eintrag, also z. B. wie viel Quecksilber, Teer, Nikotin, wird jeden Tag geschluckt oder inhaliert oder wie viel davon wird täglich entgiftet und durch Leber und Niere wieder ausgeschieden? Und wenn es nicht ausgeschieden wird, wie viel wird dann eingelagert? Nicht nur der Grad der Giftexposition entscheidet darüber, ob ein Mensch krank wird, sondern auch seine individuelle Entgiftungsfähigkeit. Sie entscheidet darüber, *wann* ein Mensch krank wird, und kann die Ursache dafür sein, *dass* ein Mensch krank wird.

Deswegen ist es wichtig, dass sich von HPU Betroffene von Giftstoffen, so gut es geht, fernhalten. Denn es ist immer besser, die Quelle zu sanieren oder die Giftstoffe gar nicht erst aufzunehmen, als anschließend aufräumen zu müssen.

Was ist bei HPU im Stoffwechsel anders?

HPUler*innen weisen eine Störung des sogenannten Häm-Biosyntheseweges auf. Häm ist ein wichtiges Molekül im Stoffwechsel und Bestandteil zahlreicher Enzyme. Es wird vor allem in der ersten Phase von Entgiftungsvorgängen sowie in den Mitochondrien, den Zellkraftwerken des Körpers, bei der Energiegewinnung in der Atmungskette gebraucht.

Bei der HPU kommt es genetisch durch enzymatische Schwächen zu einer Falschfaltung beim Bau des Häms. Das bedeutet nicht, dass ein HPUler kein normales Häm herstellen kann, denn dann wäre er oder sie gar nicht lebensfähig. Aber ein Teil des Häms, und zwar das falsch gefaltete, wird als sogenannter HPL-Komplex (Hämopyrrollaktame) abgebaut und – unter der Voraussetzung, dass ausreichend Zink, Mangan und Vitamin B_6 vorhanden sind – hoffentlich auch ausgeschieden. Das ist der Grund, warum HPUler*innen einen erhöhten Bedarf an diesen drei Mikronähstoffen haben bzw. immer ausreichend damit versorgt sein sollten.

Überblick über die Symptome bei HPU

- geringe Stresstoleranz, Erschöpfung
- erhöhte Infektanfälligkeit
- Reizdarm, Bauchschmerzen
- Schlafstörungen
- Depressionen, Angst
- Migräne, Kopfschmerzen
- Schilddrüsenstörungen, Burnout
- Allergien

Symptome bei HPU

Die aus dem Häm-Mangel resultierende Entgiftungsschwäche kann zu sehr unterschiedlichen Symptomen führen. Durch den Mangel an Häm kommt es neben der Entgiftungsschwäche auch zu einer schnelleren Ermüdbarkeit. Darüber klagen 90 Prozent der von HPU Betroffenen. Häm ist wichtig für den Sauerstofftransport im Blut und in die Muskulatur. Es ist wichtig für die Energiebereitstellung in den Mitochondrien und für den Neurotransmitter- oder Hormonstoffwechsel. Durch den erhöhten Bedarf an Zink, Vitamin B_6 und Mangan leiden Betroffene oft an Verknappung, die durch den Mangel an diesen Mikronährstoffen bedingt ist. Bei den Meisten zeigen sich, zumindest zeitweilig, Oberbauchbeschwerden, ein Völlegefühl, Blähungen, Durchfall oder Verstopfung.

Wer ist betroffen?

Die Stoffwechselstörung HPU kommt bei zehn Prozent der Frauen und geschätzt bei einem Prozent der Männer in der Bevölkerung vor. Damit ist sie wohl die häufigste Störung des Stoffwechsels.

Interessanterweise »ticken« HPUler*innen irgendwie alle ähnlich. Und interessanterweise stellen viele von HPU Betroffene früh in ihrem Leben fest, dass sie anders als viele andere sind – nicht die gleiche Leistungsfähigkeit haben, schneller in Stress geraten, länger zur Erholung brauchen.

So viele HPUler*innen klagen über organische Beschwerden, für die keine medizinische Ursache gefunden wird, sodass früher oder später zum Psychotherapeuten oder zur Psychiaterin überwiesen wird, wo ihnen verständlicherweise auch nicht geholfen werden kann. HPUler*innen fühlen sich von Ärztinnen und Ärzten oft unverstanden und nicht gesehen.

So wird der HPU-Test durchgeführt

Kinder, Jugendliche oder junge Erwachsene können einen Morgenurin-Test durchführen. Menschen mit schon bestehenden Erkrankungen oder längerer Krankheitsgeschichte machen besser einen sogenannten 24-Stunden-Sammelurintest.
Sie können das Testset über Ihre Therapeutin oder Ihren Therapeuten oder auch direkt beim Labor beziehen (Bezugsadressen siehe Anhang, Seite 166).

Wie finde ich heraus, ob ich betroffen bin?

Ob auch Sie dazugehören, können Sie über einen Fragebogen herausfinden (siehe z. B. in unserem Buch »Stoffwechselstörung HPU, wenn Stress krank macht«, Seite 167). Sie selbst können den Test auswerten und dann mit seiner Hilfe abschätzen, ob ein Labortest für Sie sinnvoll ist oder nicht. Wir empfehlen immer noch den HPU-Test des Labors KEAC (www.keac.nl) aus den Niederlanden, da es in Deutschland nichts Adäquates gibt. Es lohnt sich nicht, aus Ersparnisgründen einen preiswerteren deutschen Labortest zu wählen.

HPU ist immer noch ein umstrittenes Thema, deshalb sollten alle von HPU Betroffenen daran interessiert sein, dieser weit verbreiteten Stoffwechselstörung zur Anerkennung zu verhelfen. Das ist unter anderem dadurch möglich, dass ein Testverfahren verwendet wird, das valide und sensitiv ist, und keines, das angezweifelt werden kann.

Behandlung der HPU

Die gute Nachricht ist: HPU ist eine Störung des Stoffwechsels, keine Erkrankung. Sie lässt sich mithilfe von Mikronährstoffen therapieren. Mit den Mikronährstoffen Zink, Mangan und Vitamin B_6 kann die HPU behandelt werden, sodass die Häm-Biosynthese wieder effektiver wird, mehr »richtiges« Häm gebildet wird und folglich weniger »falsches«. Auch die Entgiftungsfähigkeit wird verbessert.

In der Regel dauert es vier bis sechs Monate, bis die Verbesserung eintritt. So lange erfolgt auch die Supplementation mit den Nahrungsergänzungsmitteln. Es gibt HPU-

Kurzinfo Mikronährstoffe

Wirkung

- Verbesserung der intrazellulären Entgiftung
- Verbesserung der Entgiftungsphase 2 durch Synthese von Glutathion
- Förderung der Herstellung von funktionstüchtigem Häm, dadurch Verbesserung der Entgiftungsphase 1 (Cytochrom P450)

Dosierung

Das Labor KEAC hat aufgrund seiner 30-jährigen Forschungsarbeit und Erfahrung mit dieser Stoffwechselstörung eine Dosierung von 30 mg elementarem Zink, 5 mg elementarem Mangan und ca. 50 mg aktivem Vitamin B_6 (Pyrridoxal-5-phosphat; P5P) als ideal identifiziert, um die Stoffwechselstörung auszugleichen. Diese Mengen können auch bei nachgewiesener HPU langfristig gefahrlos eingenommen werden. Die Wahrscheinlichkeit für eine Folgeerkrankung der HPU wird damit reduziert. Die Mikronährstoffe können einzeln oder als Kombimittel (z. B. B-Life protect®, Deazol Basis®) eingenommen werden. Bei Stress oder Krankheit kann es sein, dass größere Mengen dieser Mikronährstoffe nötig sind, bei Entspannung, z. B. im Urlaub, auch weniger. Für Kinder wird die Dosierung entsprechend angepasst.

ler*innen, die ein- oder zweimal im Jahr nach dieser initialen Therapie wieder eine Kur mit diesen Mikronährstoffen brauchen und denen es auf diese Weise sehr gut geht. Andere nehmen diese Nahrungsergänzungsmittel über einen längeren Zeitraum oder dauerhaft ein. Das ist abhängig davon, ob es bereits Vorerkrankungen gab oder wie hoch das Stresslevel ist. Angemessen ist das, was guttut, und das müssen Betroffene einfach für sich selbst ausprobieren. Auch wir Autorinnen nehmen täglich unsere Nahrungsergänzungsmittel ein, weil wir damit eine viel bessere Leistungsfähigkeit haben. Für uns wertet die Supplementation unsere tägliche Ernährung auf.

Was die Mikronährstoffe bewirken

Mithilfe von Zink und aktivem Vitamin B_6 wird nicht nur die Häm-Synthese wieder flottgemacht, sondern auch die zelluläre Entgiftung gefördert. Beide Mikronährstoffe sind an hunderten verschiedenen enzymatischen Reaktionen beteiligt. Keine Entgiftung kann ohne Zink und Vitamin B_6 auch nur ansatzweise funktionieren. So wichtig sind diese beiden Stoffe.

Die Entgiftung wird also mit der HPU-Therapie auf verschiedenen Ebenen gefördert: Zum einen wird durch die Herstellung von funktionstüchtigem Häm die Entgiftungsphase 1 durch das Enzym Cytochrom P450 verbessert, zum anderen wird mithilfe von Vitamin B_6 mehr körpereigenes Glutathion gebildet und damit auch die Entgiftungsphase 2 unterstützt.

Das sind nur zwei Beispiele für viele wichtige Funktionen im Bereich der Entgiftung. Diese Stoffe tun viel für uns, wenn wir sie einnehmen. HPU-Ausgleich bedeutet also immer, den Stoffwechsel so zu »tunen«, dass er so gut wie möglich normal funktioniert, damit eine gute Leistungsfähigkeit wiederherzustellen und gleichzeitig eine bessere Entgiftung stattfinden zu lassen.

Was können Sie noch tun?

Die wenigsten Patienten behandeln »nur« ihre HPU. Folgeerkrankungen wie Nebennierenschwäche oder Schilddrüsenstörungen, Blutzuckerprobleme oder chronische Infektionen machen den meisten das Leben schwer. Und HPU zu haben bedeutet eben nicht nur, mal eben ein paar Mikronährstoffe einzunehmen. Wer das verstanden hat, ahnt, wie schwierig die Einstellung des individuellen Stoffwechsels sein kann.

Die Investition in den HPU-Körper lohnt sich. Denn Leistungsfähigkeit und Lebensqualität sind das Ziel und die Folge einer guten Behandlung. Was können Sie also noch tun? Bildlich gesprochen: so viele Klötze am Bein entfernen wie möglich, damit die HPU-Therapie funktionieren kann. Also die Ernährung umstellen, Gifte aus dem Leben entfernen, eine Work-Life-Balance herstellen. Dann klappt's auch mit den Mikronährstoffen!

Schlechtes Essen meiden

Nehmen wir an, Sie essen nur industriell verarbeitete Lebensmittel, z. B. Fertigpizza oder Fastfood. Die Aufnahme von Transfetten ist damit immens. Zusätzlich nehmen Sie auf diese Art und Weise extrem viele Konservierungsstoffe und Zusatzstoffe zu sich, die den Darm schädigen. Ganz abgesehen davon, dass kaum Vitalstoffe in solcher Nahrung enthalten sind.

Die Einnahme eines Produkts zum Ausgleich der HPU kann in so einem Fall lei-

Unsere Empfehlung: Produktqualität erkennen

Die meisten Vitamine, Mineralien und Spurenelemente, die in Deutschland verarbeitet und verkauft werden, kommen aus dem Ausland. China zum Beispiel gehört zu den am stärksten verschmutzten Ländern der Welt. Die Verseuchung der Böden mit Schwermetallen wie Quecksilber, Cadmium und Blei ist erschreckend, auch der Pestizid-Einsatz ist um ein Vielfaches höher als in Deutschland.
Und wer kontrolliert die importierte Ware? Gute Rohstoffe zu finden, ist eine Herausforderung für sich. Umso wichtiger ist es, dass ein Hersteller von Nahrungsergänzungsmitteln ganz genau und gewissenhaft auf Reinheitskriterien achtet und Rohstoffe auf Verunreinigungen prüft – auch wenn es oft unbequem und teurer ist.
Ob Wirk- oder Beistoff: Je mehr davon in einer Kapsel enthalten ist, desto größer ist die Gefahr, dass auch mehr potenzielle Reizstoffe darin sind. Prüfen Sie daher die

- **pharmazeutische Qualität:** Ist das Produkt auch in Apotheken erhältlich? Lassen Sie sich von Therapeutinnen und Therapeuten beraten.
- **Reinheit:** Sind nur die Wirkstoffe enthalten oder auch überflüssige Beistoffe (Farbstoffe, Weißmacher, Konservierungsmittel, Bindemittel, Geliermittel, Süßungsmittel)?

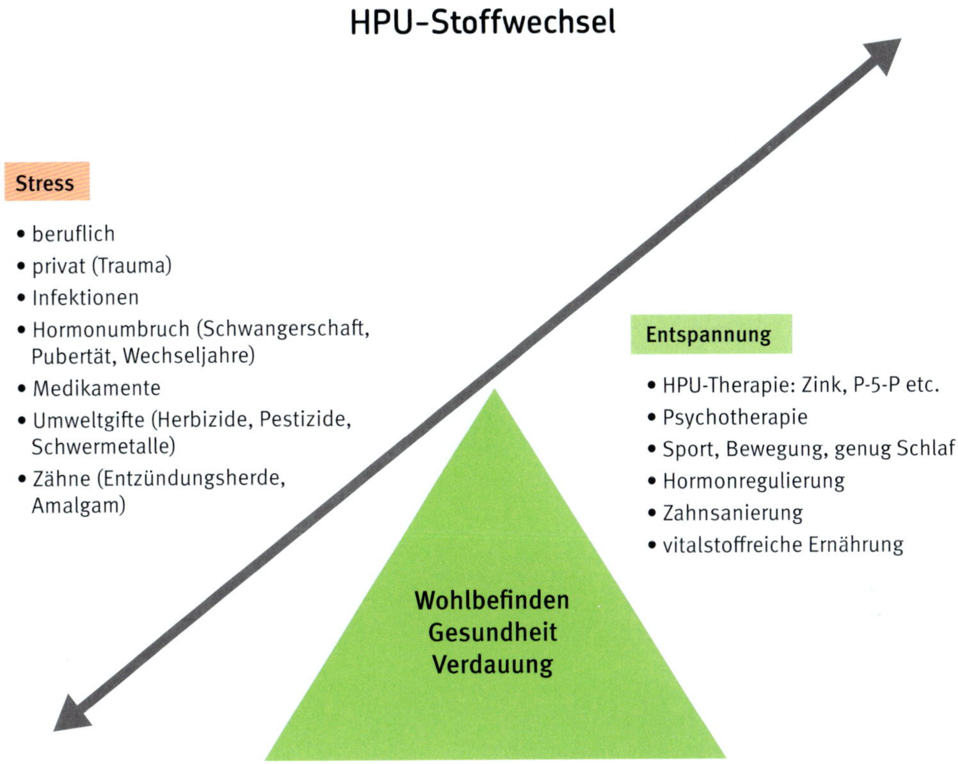

der nicht »alles richten«, denn zu viel davon schadet dem Körper zusätzlich und zu wenig kann im Körper keine Gesundheit herstellen. Denn als HPUler brauchen wir möglichst viele Nährstoffe im Essen und möglichst wenige Giftstoffe. Die aufgenommenen Chemikalien verändern unsere Mikrobiota und müssen außerdem noch entgiftet werden. Eine solche Ernährung fördert die Entstehung von oxidativem Stress. Die nötige Menge an Mikronährstoffen, die man zum Ausgleich bräuchte, kann man gar nicht in Kapselform schlucken.

Allergien und Unverträglichkeiten berücksichtigen

Aber auch wenn Sie sehr auf Ihre Ernährung achten, können Sie sich unbewusst schaden. Angenommen, Sie essen Bio-Lebensmittel und legen sehr viel Wert darauf, alles frisch zuzubereiten. Da Sie Ihre Unverträglichkeiten nicht kennen, stehen diese aber jeden Tag mit auf dem Speiseplan.

Wenn Sie also unbewusst etwas für Sie Unverträgliches essen und mit einer HPU-Therapie beginnen, dann kann das funktionieren, muss es aber nicht, abhängig davon, wie sehr ihr Immunsystem mit der Unverträglichkeit oder Allergie beschäftigt ist. Es dauert mindestens drei Tage, bis sich eine immunologische Reaktion wieder beruhigt hat, und es ist enorm schwierig, das ganze riesengroße Immunsystem mit drei kleinen Mikronährstoffen zu besänftigen. Eine immunologische Reaktion bedeutet in der Regel Entzündung und spielt in einer ganz anderen Liga als das Behandeln einer Stoffwechselstörung.

Physiologie der Verdauung

Werfen wir zunächst einen Blick darauf, wie der Körper aus der Nahrung Nährstoffe zieht. Dann schauen wir uns an, wie die Verdauung von der HPU beeinflusst wird.

Als Verdauung wird der Vorgang der Aufspaltung der Nahrung im Verdauungsbrei bezeichnet. Viele Organe und Mikroorganismen sind daran beteiligt. Eine gute Ernährung und ihre Verdauung sind wichtig, um unseren Körper mit Makro- und Mikronährstoffen zu versorgen. Diese brauchen wir zur Gesunderhaltung und Aufrechterhaltung des Stoffwechsels. Mithilfe von Verdauungsenzymen werden aus hochmolekularen Stoffen (z. B. Fetten, Kohlenhydraten, Eiweißen) niedermolekulare Verbindungen (Fettsäuren, Zucker/Mono-bzw. Disaccharide, Aminosäuren). Mehr dazu im Kapitel »Makronährstoffe« (Seite 58).

Der Weg der Nahrung

Die Verdauung beginnt im Mund mit der Zerkleinerung der Nahrung und dem Einspeicheln.

Im Mund Mit dem Speichel fließen bereits die ersten Enzyme in den Nahrungsbrei, die komplexere Kohlenhydrate wie z. B. Stärke aufspalten. Deswegen kann beispielsweise ein Stück Brot nach einer längeren Zeit des Kauens süß schmecken, weil bereits im Mund durch die Enzyme kleine Zuckerfragmente entstehen.

Im Magen Die eingespeichelte Nahrung rutscht beim Schlucken dann die Speiseröhre hinunter in den Magen. Der Magensaft ist durch die enthaltene Salzsäure stark sauer und löst damit bereits grobmolekulare Strukturen auf. Außerdem enthält er das Verdauungsenzym Pepsin, das Proteinstrukturen löst. Dieses Enzym ist nur im sauren Bereich aktiv.

Im Dünndarm Der Speisebrei gelangt nun weiter durch den Magenausgang in den Dünndarm, zunächst in den Zwölffingerdarm. Hier werden dem Speisebrei sowohl die Galle als auch weitere Verdauungsenzyme und Hydrogencarbonat-Puffer hinzugefügt.

Die von der Leber gebildete und in der Gallenblase »gelagerte« Galle dient der verbesserten Fettverdauung. In der Bauchspeicheldrüse werden sogenannte Pro-Enzyme gebildet, die durch den pH-Wert aktiviert werden und die Moleküle weiter aufspalten.

Die aufgespaltenen Makronährstoffe (Aminosäuren, Monosaccharide und Fettsäuren) werden in den weiteren Dünndarmabschnitten aus dem Darm ins Blut aufgenommen. Hierfür sorgen spezifische Transportproteine, deren Geschwindigkeit, mit der sie arbeiten, hormonell reguliert wird und die nur bei einem gesunden Schilddrüsen- und Nebennierenstoffwechsel gut funktionieren. Hier ist entscheidend, dass eine gut funktionierende Verbindung zwischen diesen Organen, Stressachse (Seite 20) genannt, besteht.

Im Dickdarm Ist der Speisebrei im Dickdarm angekommen, wird ihm Wasser entzogen. Außerdem dienen bestimmte unverdauliche Nährstoffe den dort angesiedelten Bakterien als Nahrung (siehe auch Butyrat, Seite 53). Unverdauliches und abgestorbene Schleimhautzellen bzw. Bakterien werden anschließend über das Rektum bzw. den Mastdarm ausgeschieden.

Sensible Schritte genauer betrachtet

Schauen wir uns zwei Aspekte der Verdauung noch einmal genauer an, auf die es gerade bei der HPU besonders ankommt, um deren Folgen besser verstehen zu können:

1. den idealen ph-Wert im Verdauungstrakt,
2. das Wohlfühlklima für gute Bakterien.

Der pH-Wert

Wie wir gesehen haben, spielt zum einen der pH-Wert eine entscheidende Rolle. Dieser ist im Magen sehr niedrig, das Milieu ist dort also sehr sauer. Die dort produzierte Salzsäure säuert den Speisebrei an, damit er Proteinstrukturen und größere Moleküle weiter aufspalten kann.

Gelangt der angesäuerte Speisebrei in den Dünndarm, wird er mithilfe der Bauchspeicheldrüse etwas basischer gemacht. Die Bauchspeicheldrüse gibt ebenso eine Vielzahl von Enzymen bzw. Enzymvorstufen ab, die Proteine, Kohlenhydrate und Fette aufspalten sollen. Da die Enzyme genau das mit dem Speisebrei und nicht mit dem Organ selbst machen sollen, werden sie erst vor Ort aktiviert. Das gelingt ph-Wert-abhängig, was heißt, dass der Speisebrei einen gewissen Säuregehalt aufweisen muss. Dies gilt als Signal: Super, passt, los geht's! Ist der Speisebrei zu wenig sauer, bedeutet das immer Schwierigkeiten bei der Aktivierung dieser Enzyme.

Die nun dazuströmenden Gallensäuren umschließen Fettpartikel und bilden ein Transportsystem, mit dessen Hilfe Fettsäuren aus der Nahrung aufgenommen werden können.

Gute Bedingungen für Bakterien

Im Dünndarm selbst sitzen nicht viele Bakterien. Eine Klappe, die den Dünndarm vom Dickdarm trennt, soll verhindern, dass sich die Mikroflora des Dickdarmes auch im Dünndarm ausbreiten kann. Die Gesamtheit der Organismen im Darm wird Mikrobiota genannt. Es sind unfassbar viele Arten, schätzungsweise über 1500, die alle zu unseren Mitbewohnern zählen und zahlenmäßig sogar unseren eigenen Zellen überlegen

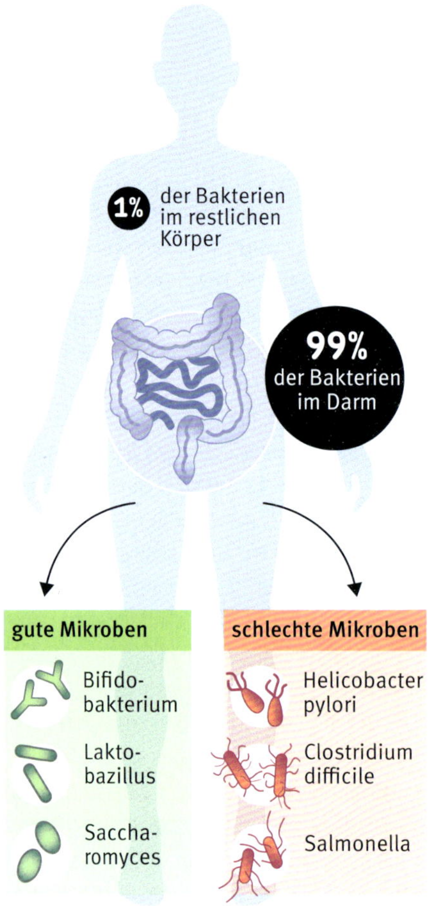

Unsere Darmbewohner

sind. Wir haben also mehr Mikroorganismen im Darm, als wir körpereigene Zellen besitzen. Ist das nicht faszinierend?

Heutzutage wird intensiv an dieser Mikrobiota geforscht, weil es immer klarer wird, wie wichtig ein intaktes Mikrobiom für unsere Gesundheit ist. Sie reguliert das Immunsystem, die Neurotransmitter und Hormone oder hat zumindest großen Einfluss darauf.

Zu den guten Mitbewohnern gehören z. B. die Bifido- und Laktobazillen oder auch Saccharomyces. Zu den schlechten Bakterien zählen Clostridien oder Salmonellen. Diese können Krankheiten auslösen, wenn sie sich zu stark vermehren oder einen Wachstumsvorteil bekommen.

Bedauerlicherweise schädigen wir diese Mikrobiota mit unserer heutigen Lebensweise. Es gibt kaum noch Menschen und sogar Tiere mit einem wirklich gesunden und intakten Darm. Heutzutage ist jedes Obst, Gemüse, Getreide oder Fleisch mit Herbiziden oder Pestiziden belastet. Toxikologen kennen die Auswirkungen chemischer Substanzen auf unseren Organismus, erfahren aber viel zu wenig Gehör.

Die Verdauung bei HPU

Bei HPU-Patienten treten vielfältige Störungen der Verdauung auf. Schauen wir uns Schritt für Schritt an, welche Auswirkungen die Stoffwechselstörung HPU auf die Verdauungsleistung haben kann.

Magensäureproduktion

Bestimmte Zellen der Magenschleimhaut, die Parietalzellen, bilden unter anderem die Magensäure. Die Magensäurebildung wird durch das Gewebshormon Histamin sowie durch das Verdauungshormon Gastrin reguliert. Menschen mit einem erhöhten Vollblut-Histaminspiegel tendieren häufig zu einer Überproduktion von Magensäure. Aber auch bei einer unwissentlich vorhandenen Nahrungsmittelunverträglichkeit können die unverträglichen Lebensmittel dauerhaft zu Säurebeschwerden (Reflux) führen.

Aber auch ein Zuwenig an Magensäure könnte Symptome eines Refluxes auslösen, wie sie z. B. Heilpraktiker Uwe Karstädt in seinem Buch »Die Säure des Lebens« (Seite 167) aufführt. Das könnte dann der Fall sein, wenn der Magen durch vermehrte Peristaltik, also Bewegung zur Durchmischung des Speisebreis, versucht, den Mangel an Säure auszugleichen. Dabei schwappt dann saurer Mageninhalt über den noch geöffneten Mageneingang in die Speiseröhre zurück, denn der sogenannte untere Ösophagussphinkter schließt nur dann, wenn ausreichend Magensäure von den Parietalzellen gebildet worden ist.

HPU-positive Menschen haben überdurchschnittlich häufig eine sogenannte Hypochlorhydrie, einen Mangel an Magensäure. Das ist erklärbar durch die bekannten Mängel an den Mikronährstoffen Zink und Vitamin B_6, denn beide Mikronährstoffe haben wichtige Aufgaben bei der Bildung von Magensäure.

Eine Folge von zu wenig Magensäure ist die erschwerte Aufspaltung der Eiweiße. Viele HPU-positive Menschen sind daher Vegetarier, weil sie festgestellt haben, dass es ihnen mit dieser Ernährungsform besser geht, sich der Bauch vielleicht ein Stück leichter anfühlt. Intuitiv reduzieren sie also die Aufnahme von Fleisch, erinnern sich häufig aber Jahre später nicht mehr an den Auslöser.

Eine weitere ungünstige Folge von zu wenig Magensäure: Sie tötet viele Erreger ab, die mit der Nahrung ins Innere gelangen. Ein Mangel an Magensäure allein kann also bereits zu einer Verschiebung der Mikrobiota und damit viel weiter hinten im Darm zu Fehlgärungen führen.

Enzyme der Bauchspeicheldrüse

Wie schon beschrieben, gelangt der Speisebrei nun mit einem weniger sauren pH-Wert in den Dünndarm, wo die Durchmischung mit den Enzymvorstufen erfolgt, die die weitere Aufspaltung vorantreiben sollen. Weniger saurer Speisebrei bedeutet weniger Aktivierung der Enzyme der Bauchspeicheldrüse – das ist Biochemie. Aus der Enzymvorstufe kann nur das aktive Enzym werden, wenn sich ein Teil davon abspaltet, der es an der Aktivierung hindert. Dieser Prozess braucht ein enges pH-Fenster, also einen pH-Bereich etwa von 2 bis 2,5, in dem dies geschieht.

Bei einem höheren pH-Wert von 3 funktioniert das schon nicht mehr so gut. Dann wurde eine Vielzahl der gebildeten Enzyme von der Bauchspeicheldrüse umsonst gebildet, weil sie nicht genutzt werden können. Die Bauchspeicheldrüse (Pankreas) erfährt davon über ein Rückmeldungssystem, das sagt: Wir haben hier zu wenig aktive Enzyme im Dünndarm, produzier mal mehr, damit es besser funktioniert! Das tut die Bauchspeicheldrüse dann auch, was aber früher oder später zu ernsten Problemen in diesem Organ führen kann, denn die Bauchspeicheldrüse ist nicht uneingeschränkt belastbar. Sie ist ein sensibles Organ, das schnell an seine Grenzen kommen kann. Eine Bauchspeicheldrüsenentzündung kann die Folge sein und über Jahre in eine Pankreasinsuffizienz münden. In so einem Fall ist die Bauchspeicheldrüse so erschöpft, dass sie nicht mehr ausreichend Enzyme bzw. deren Vorstufen produzieren kann, was irreparabel ist. Deswegen sollten wir gut mit ihr umgehen.

Aufnahme der Nährstoffe im Dünndarm

Gehen wir davon aus, dass das Durchmischen mit den Enzymvorstufen und das Aktivieren derselben geklappt hat. Die Nahrung wird also von groben Strukturen in kleinere zerlegt. Nun erfolgt die Aufnahme dieser Nährstoffe über die Darmschleimhaut in die Blutbahn. Das geschieht in der Regel mithilfe vieler verschiedener Transporter. Wie schnell oder langsam diese Transporter arbeiten, ist abhängig von der Anwesenheit von Schilddrüsenhormonen. Auch eine gesunde Schilddrüse ist also wichtig für eine gute Verdauung. Viele HPUler*innen haben erkannt oder unerkannt eine Schilddrüsenunterfunktion.

Mikrobiota im Dickdarm

Wenn die Makro- und auch einige Mikronährstoffe über die Transportsysteme nur unzureichend ins Blut überführt werden können, gelangen sie mit dem wandernden Speisebrei in weiter hinten liegende Darmabschnitte, in den Dickdarm.

Hier befinden sich die Bakterien, die sich dann von diesem Zucker und diesen Proteinstrukturen ernähren. Zu große Moleküle stressen die Bakterien aber, was einen Einfluss auf die Zusammensetzung der Bakterienflora hat. Es sind ja nicht nur unfassbar viele, sondern auch unfassbar viele verschiedene. Was wir essen, und was folglich im Dickdarm ankommt, hat also Einfluss darauf, wer oder was sich dort wohlfühlt und gut wachsen kann. Aber auch darauf, was sich dort nicht wohlfühlt und durch andere Bakterien, die diesen Vorteil nutzen, zurückgedrängt wird.

Fehlgärungen und sog. Dysbiosen, also eine ungünstige Darmflora, können die Folge sein und dem Wirt, also dem Menschen, Probleme bereiten. Blähungen, Bauchschmerzen und Durchfall oder Verstopfung werden zu ständigen Begleitern – womöglich alles abwechselnd. Dann ist schnell die wenig aussagekräftige Diagnose »Reizdarm« gestellt.

Ohne Mikronährstoffe geht nichts

Die Stoffwechselstörung HPU führt, wie erwähnt, zu einem Mangel an Zink, Vitamin B_6 und Mangan. Das bleibt, wie wir gerade gesehen haben, nicht ohne Folgen für die Verdauung. HPUler*innen mit einem intakten, gesunden Darm sind wirklich eine Seltenheit. Die meisten Patientinnen und Patienten kennen mindestens zeitweilig Oberbauchbeschwerden, Völlegefühl, Blähungen, Durchfall oder Verstopfung. Diese beiden Symptome im Wechsel verstecken sich auch gerne hinter dem Begriff Reizdarm. Diese Patienten weisen in der Regel bereits bekannte oder noch unentdeckte Nahrungsmittelunverträglichkeiten auf.

Die Mikronährstoffmängel allein sind bereits eine Herausforderung für den HPU-Stoffwechsel. Dazu gesellen sich noch körperfremde Substanzen wie Medikamente oder Chemikalien: Denken Sie an Konservierungsstoffe in Nahrungsmitteln, die auch wieder Auswirkungen auf unsere Darmgesundheit haben. Der HPU-Darm hat es heutzutage nicht leicht. Schauen wir uns aus Sicht der Mikronährstoffe genauer an, warum das so ist.

Zink

Zahlreiche Enzyme, darunter viele Verdauungsenzyme, brauchen Zink als sogenannten Cofaktor. Das heißt, dass diese Enzyme ohne Zink nicht funktionieren können. Ein Zinkmangel führt zu weniger Enzymen in der Bauchspeicheldrüse. Und weniger dort hergestellte Enzyme führen zwangsläufig zu weniger Enzymen, die in den Dünndarm abgegeben werden können. Weniger Enzyme haben also eine inneffiziente Verdauung zur Folge. Eine einfache Gleichung.

Viele HPU-Patienten berichten außerdem über fehlenden Appetit am Morgen. Sie kämpfen mit einer leichten Übelkeit, die durch den Zinkmangel verursacht wird.

Vitamin B_6

Mithilfe von Vitamin B_6 wird u. a. ein kleines Hormon reguliert: das Gastrin. Es dient als Signal zur Produktion von Magensäure. Ein Vitamin-B_6-Mangel kann also zu einem Mangel an Magensäure führen, zur sogenannten Hypochlorhydrie. Das muss nicht der Fall sein, tritt aber bei sehr vielen Patienten auf. Die schon beschriebene Folge: Wenn Magensäure fehlt, ist der Speisebrei beim Eintritt in den Dünndarm nicht sauer genug. Das kann nicht nur zur Keimeinschleppung führen, sondern bremst auch die Aktivierung der Verdauungsenzyme. Damit sind noch weniger aktive Verdauungsenzyme vorhanden.

Der Körper benötigt standig neue Aminosäuren, die er aus der Nahrung gewinnt, um sie neu zusammenzubauen und daraus Proteine zu machen, die vielfältigste Aufgaben im Stoffwechsel erfüllen. Solche Proteine werden unentwegt synthetisiert, verwendet und – wenn veraltet – wieder abgebaut und ausgeschieden.

Viele dieser Stoffwechselvorgänge im Eiweißhaushalt werden mithilfe von Vitamin B_6 gesteuert. Der Eiweißstoffwechsel beginnt mit einer guten Verdauung im Darm. Ohne Vitamin B_6 läuft hier quasi gar nichts. Ein Vitamin-B_6-Mangel führt immer zu Problemen im Aminosäurestoffwechsel und kann sich auch wieder negativ auf die Produktion der Verdauungsenzyme selbst auswirken.

Taurin

Durch einen Mangel an Vitamin B_6 kann auch die Aminosäure Taurin in einen Mangel geraten, denn sie wird mithilfe von Vitamin B_6 aus Homozystein, einem Abfallprodukt des Stoffwechsels, hergestellt.

Taurin wird beispielsweise in der Leber an Gallensäuren gekoppelt und erhöht damit deren Emulgierfähigkeit. Steinbildungen kommen bei einer unbehandelten HPU häufiger vor. Auch klagen einige HPU-Patientinnen und -Patienten über Probleme bei der Fettverdauung und wiederkehrende Oberbauchbeschwerden auf der rechten Seite.

Mangan

Ein Manganmangel wirkt sich negativ auf den Schutz der Schleimhaut aus. Ist die Barrierefunktion gestört, ist der sekretorische IgA-Wert vermindert.

Mangan wird außerdem im Schilddrüsenhormonstoffwechsel gebraucht, Zink und Vitamin B_6 indirekt ebenfalls, weil das Vitamin B_6 ein anderes Vitamin (B_3) aktiviert, mit dessen Hilfe Schilddrüsenhormone hergestellt werden. Diese bestimmen die Geschwindigkeit, mit der die Transportproteine im Darm Vitalstoffe aus dem Darm ins Blut befördern. Zu wenig davon führt unweigerlich entweder zu einem trägen Darm oder zu Fehlgärungen, da Moleküle (wie z. B. Zucker, Aminosäuren oder Fette) in Darmabschnitte gelangen, in denen sie niemals hätten landen sollen. Unsere Bakterien sind dann einfach überfordert. Was dort genau passiert, sehen wir uns im Kapitel »Laboruntersuchungen« (Seite 42) an.

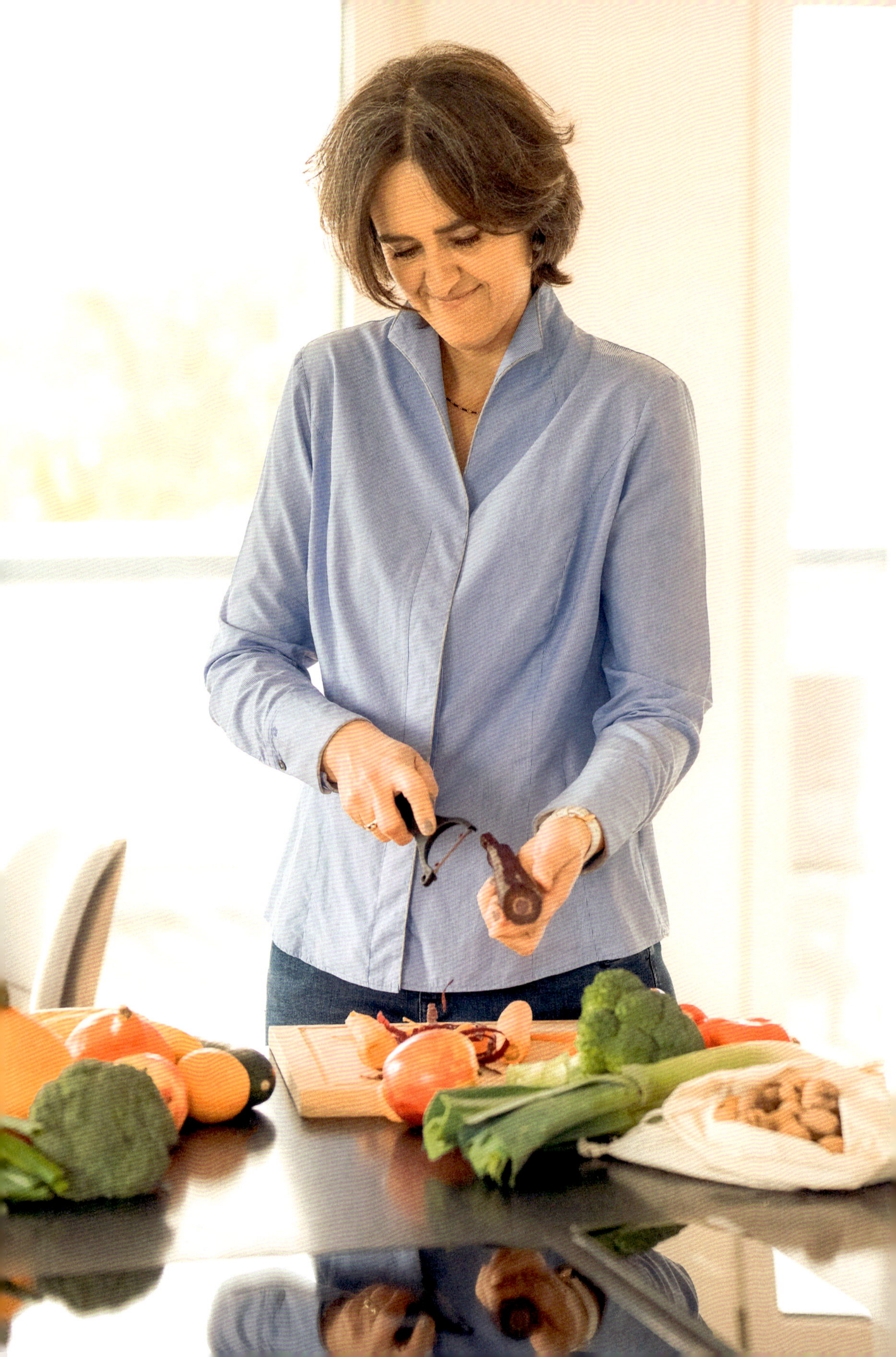

Wie unsere Ernährung HPU beeinflusst

Bei HPU gehört nicht nur die Gabe bestimmter Nährstoffe zur Behandlung, sondern ebenso die gesunde, von unverträglichen Stoffen möglichst freie Ernährungsweise.

Unsere Lebensmittel heute

Zusatzstoffe und unverträgliche Zutaten belasten unseren Körper. Bei HPU kann das besonders folgenschwer sein.

Unsere Lebensmittel sind schon lange nicht mehr naturbelassen. Eier, Joghurt, Brot, Nudeln, Reis, Gemüse, Fleisch: Alle enthalten Stoffe, die wir eigentlich nicht in uns haben wollen. Dazu kommen Chemikalien, die bei der Verarbeitung dieser Grundnahrungsmittel eingesetzt werden. Denn selten backen wir unser Brot selbst oder machen unseren Käse und unsere Wurst selbst. Was wir eher tun: Wir reißen Verpackungen auf.

Unsere Ernährung hat sich in den vergangenen hundert Jahren extrem verändert. Wir nehmen unbewusst einen ganzen Cocktail verschiedener Substanzen mit unserem Essen auf. Für die Einzelsubstanzen wurde die Unbedenklichkeit seitens der Behörden jeweils festgestellt und danach erfolgte die Zulassung. Toxikologen, die vor Mischungen dieser Substanzen warnen, finden kein Gehör. Und wir als Verbraucher haben wenig Möglichkeiten, irgendetwas davon zu beurteilen, und müssen darauf vertrauen, dass die Regierung und die Behörden uns schützen.

In vielen Fällen werden Substanzen als Konservierungsmittel eingesetzt, damit das Lebensmittel länger haltbar bleibt. Außerdem kommen beim Herstellungs- und Verarbeitungsprozess weitere Chemikalien dazu, die noch nicht mal für uns Menschen gedacht sind, sondern für die Maschinen, die sie herstellen – damit diese nicht verkleben oder um die Fließfähigkeit des Produktes zu erhalten.

Selbst Salz ist heutzutage nicht mehr einfach nur Salz. Es enthält eine Rieselhilfe, damit es kein Wasser zieht und streubar bleibt. Brot bestand früher nur aus Mehl, Wasser und Salz, vielleicht noch Hefe. Heute enthält es Backtriebmittel und Enzyme. Mehr als 200 verschiedene Substanzen, darunter einige chemische hergestellte, sind für den Herstellungsprozess erlaubt. Dabei sollen sie die Gär- und Backzeiten verkürzen, für leichteres Aufgehen und schöneres und einheitliches Aussehen sorgen. Und natürlich die Maschinen bei der Herstellung und Verarbeitung möglichst sauber halten.

Und das beschreibt nur den Herstellungsprozess. Vorher ist ja auch schon viel passiert: Das Mehl wird mit Mehlbehandlungsmittel versetzt und das Getreide mithilfe von Propionsäure z. B. vor Insektenbefall geschützt. Vor Aussaat der Körner wird im konventionellen Landbau das Korn gebeizt, um es vor Pilzen und Insekten zu schützen. Auf dem Acker wird es mehrfach mit glyphosathaltigen Herbiziden besprüht. Im Fall von Weizen bis zu viermal.

Glyphosat

Glyphosat ist ein besonderer Fall. Es ist ein Unkrautvernichtungsmittel – oder schöner ausgedrückt: ein Pflanzenschutzmittelwirkstoff. In Deutschland ist es seit 1974 im Einsatz und EU-weit ist sein Einsatz derzeit noch bis Ende 2022 genehmigt. Die offizielle Darstellung lautet, dass Glyphosat nur und ausschließlich auf Pflanzen wirkt, denn es blockiert den sogenannten Shikimisäureweg, der nur in Pflanzen und Mikroorganismen, nicht aber in Tieren und Menschen vorkommt. Daher ging man zunächst davon aus, eine Substanz gefunden zu haben, die wirksam in der Unkrautvernichtung und für den Menschen unschädlich ist.

Bis heute wird Glyphosat immer wieder von Herstellern, Interessenverbänden, aber auch Behörden als harmlos dargestellt. Entsprechende Studien sollen Glyphosat eine Unbedenklichkeit attestieren. Möglicherweise gibt es Menschen, die darauf nicht negativ reagieren, aber harmlos ist es keinesfalls. In der Praxis sehen wir nur noch vereinzelt Patientinnen und Patienten, die kein oder nur sehr wenig Glyphosat ausscheiden. Dabei sollten solche Substanzen doch im Urin gar nicht erscheinen!

Wirkungen auf die Mikrobiota

Obwohl wir nicht über den sogenannten Shikimisäureweg verfügen, hat Glyphosat enorme Auswirkungen in unserem Körper, und das nicht nur, weil es unsere Mitbewohner im Darm schädigt. So kann es zum Beispiel als Antibiotikum wirken, indem es freundliche Bakterien wie Laktobazillen und Bifidobakterien zurückdrängt und Clostridien einen Wachstumsvorteil verschafft. Außerdem hat man festgestellt, dass es Pilzwachstum (Candida) fördert.

Was bedeutet das bei HPU?
Warum ist das für HPUler*innen besonders relevant? Weil nicht nur deren Stoffwechsel, sondern auch deren Darm besonders ist und die Verdauung allein durch die Stoffwechselstörung HPU bereits gestresst ist. Weil die Verdauung von HPUler*innen viel leichter als bei anderen Menschen in Schieflage gerät. Und weil sie viel mehr als andere Menschen tun müssen, damit das nicht passiert.

Glyphosat verschiebt unser ganzes Mikrobiom in eine ungünstige Richtung. Allein dadurch wird der humane Stoffwechsel negativ beeinflusst. Unsere Bakterienflora kann eine Vielzahl organischer Säuren produzieren, die Leber und Niere belasten (siehe auch Kapitel »Laboruntersuchungen«, Seite 42).
Sie kann auch die Stoffwechselstörung HPU triggern und selbst unter Therapie immer wieder anregen. Das bedeutet, dass der HPU-Ausgleich mit Zink, Vitamin B_6 und Mangan dann fast ins Leere läuft, weil sich der Stoffwechsel nicht »beruhigen« kann.

Wirkungen im Proteinstoffwechsel

Es ist nicht schwer, sich vorzustellen, dass das aufgenommene Glyphosat, das den Körper durchläuft und über den Urin wieder ausgeschieden wird, auf seinem Weg durch den Körper gewisse Wirkung entfaltet.

Das Glyphosatmolekül ist ebenso groß wie die proteinogene Aminosäure Glycin, die zum Bau von körpereigenen Proteinen verwendet wird. Es kann sich daher unter bestimmten Umständen anstelle des Glycins beim Zusammenbau unserer Enzyme und Proteine hineinschleichen. Dies bleibt nicht ohne Folgen. Die biochemische Komplexität dieser Vorgänge ist aber in unserem Zusammenhang nicht wichtig, sondern eher, auf wie vielen Ebenen dies geschieht und wo im Stoffwechsel Konsequenzen möglich sind.

Selbst wenn Sie jetzt denken: »Das ist doch egal, es ist doch beschlossen und wird möglicherweise abgeschafft«, dann bleibt es dennoch wichtig, dass Sie verstehen, wie Glyphosat in den vergangenen Jahrzehnten auf uns Menschen gewirkt hat. Denn es sind Kreisläufe, die noch lange über das Verbot von Glyphosat hinaus anhalten werden. Die Böden sind belastet, das Wasser verschmutzt. Ob das Verbot angesichts einer dahinterstehenden starken Lobby aufrechterhalten wird, sehen wir im Moment kritisch.

Was bedeutet das bei HPU?
Wenn es um die Stoffwechselstörung HPU geht, steht im Zusammenhang mit Glyphosat wieder das Häm im Vordergrund. Die Häm-Synthese, die ohnehin bei HPU schon weniger effizient läuft, kann durch den Einbau von Glyphosat statt des regulären Substrats Glyzin bereits im ersten Schritt unterbrochen werden. Das bedeutet eine weitere Hürde im ordnungsgemäßen Zusammenbau des so wichtigen Moleküls Häm.

In der Folge können dann natürlich auch alle Enzyme betroffen sein, die Häm als aktives Zentrum benutzen. Also die schon erwähnte Entgiftungsphase 1 mit dem Cytochrom-P450-System. Dass Glyphosat diese Enzyme der Leber negativ beeinflusst, konnte an Ratten und Hühnerembryonen gezeigt werden. Im Tierversuch führt Glyphosat auch zur Exposition einer nichtalkoholischen Fettleber.

Die Häm-Biosynthese, die bei HPUler*innen sowieso schon ineffizienter abläuft, wird durch die Aufnahme und den Einbau von Glyphosat unter Umständen also weiter beeinträchtigt. Daher ist es für Betroffene noch schwieriger, normales, funktionstüchtiges Häm zu bilden. Substanzen, die auf diese Art und Weise wirken, dazu gehört z.B. auch Quecksilber, nennt man porphyrinogen. Das bedeutet, dass sie die Stoffwechselstörung triggern, auslösen und verschlimmern.

Wirkungen auf die Mineralstoffverfügbarkeit

Weil Glyphosat Metalle sehr fest binden kann, bedeutet das für die Pflanze, die mit Glyphosat behandelt wird, dass sie Schwermetalle ansammelt, aber auch an für sie wichtigen Spurenelemente verarmt, weil Metalle im Boden gebunden werden oder ihr für den Stoffwechsel nicht mehr zur Verfügung stehen.

Das hat auch Auswirkungen auf unsere Ernährung. Gemüse und Getreide enthalten oft mehr Aluminium und Arsen als noch vor einigen Jahren, dafür aber weniger Mikronährstoffe, die uns zur Versorgung dienen könnten. Mehr noch: Im sauren Milieu der Niere trennen sich zum Teil Glyphosat und Metalle und können dadurch konzentriert die Niere schädigen. Wer reagiert auf so etwas sensibler? Stimmt, Menschen mit einer eingeschränkten Entgiftungsfähigkeit wie zum Beispiel HPUler*innen.

Fazit: Glyphosat und HPU

Zusammenfassend lässt sich also sagen, dass Glyphosatrückstände in unserer Nahrung möglicherweise die Stoffwechselstörung HPU triggern und damit den Verbrauch von Zink, Mangan und Vitamin B_6 erhöhen. Außerdem fördert seine antibiotische Wirkung das Wachstum schädlicher Bakterien und Pilze im Darm, deren Stoffwechselmetaboliten ebenfalls negative Auswirkungen auf die HPU haben.

Die Aminosäuren Tyrosin und Tryptophan werden zum Teil fehlvergoren und stehen dem Körper dann nicht mehr zur Verfügung. Das hat wiederum negative Auswirkungen auf die Stressachse (Seite 19), da Tyrosin für Schilddrüse und Nebennierenhormone Ausgangssubstanz ist. Auch die Neurotransmitterbalance leidet unter solch einer Dysbiose. Glyphosat hat negative Auswirkungen auf die Entgiftungsphase 1, die ja bei HPU sowieso schon ineffizienter läuft. Des Weiteren kommt es durch Glyphosatbelastung leichter zu einem Vitamin B_{12}- und Sulfatmangel. Das wiederum erschwert zusätzlich noch die Entgiftungsphase 2.

Glyphosat greift auf so vielen Ebenen ein, dass man sich fragen muss, welches Thema im HPU-Stoffwechsel dabei eigentlich unberührt bleibt. Daher gilt: Möglichst auf eine Herbizid-freie Ernährung achten und am besten Bio-Lebensmitteln den Vorzug geben.

Weitere verdauungsschädliche Gifte und Zusatzstoffe

Die Liste der möglichen Zusatzstoffe, die Lebensmitteln zugefügt werden dürfen, ist sehr lang und besorgniserregend. Denn in unserem Essen darf viel enthalten sein und es ist noch nicht einmal immer deklarationspflichtig.

Lebensmittelzusatzstoffe tragen die bekannten E-Nummern. Zu ihnen gehören u. a. Farbstoffe, Konservierungs- und Antioxidationsmittel. Viele davon sind natürlichen Ursprungs, andere sind reine Chemikalien. Un-

Unsere Empfehlung: Bio einkaufen und Zusatzstoffe meiden

In der Praxis erleben wir ungläubiges Staunen, wenn wir Ernährungsempfehlungen geben, die natürlich auch darauf abzielen, dass Patientinnen und Patienten wieder lernen, keine Tüten aufzureißen, stattdessen selbst zu kochen und möglichst viele Bio-Produkte von vertrauenswürdigen Labeln zu kaufen. Unbehandeltes Obst und Gemüse ist in vielerlei Hinsicht sinnvoll. Auch das Fleisch von Tieren, die ungespritztes Soja fressen durften, belastet unseren Organismus weniger und trägt zur Gesunderhaltung bei. Grundsätzlich gilt: Je mehr unklare Symptome Sie haben, desto »sauberer« sollte Ihre Nahrung sein. Jede Belastung eines Lebensmittels, jeder Zusatzstoff sind Variablen, auf die man möglicherweise reagieren kann. Das kann die HPU-Therapie erschweren.

ter der Rubrik »Aromen« sind allein 2500 Substanzen EU-weit zugelassen.

Als Verbraucher kann man schnell den Durchblick verlieren, und die Behörde vermittelt uns nur vermeintlich Sicherheit. Wir verlassen uns gerne darauf, dass alles wissenschaftlich geprüft ist (in der Regel als Einzelsubstanz) und die Inhaltsstoffe deklariert sein müssen. Transparenz fehlt aber überall. Wo zum Beispiel liegt denn die Zusatzstoffliste aus, die mich an der Kühltheke informieren soll?

Emulgatoren

Emulgatoren machen zwei verschiedene Substanzen gut miteinander mischbar. Sie sind in nahezu allen Produkten im Supermarkt vorhanden, die, würde man sie zu Hause zubereiten, nur zwei Tage lang frisch bleiben würden. Sie kommen z. B. in Backwaren, Salatdressings, Saucen, Süßigkeiten etc. vor. Studien konnten zeigen, dass einige dieser Substanzen die Bakterien im Darm näher an die Schleimhaut »kleben«, was Entzündungen im Darm verursachen kann.

Unsere Empfehlung: Wasserfilter

Die Anschaffung eines Wasserfilters lohnt sich, um jegliche Rückstände aus dem Trinkwasser zu ziehen. Wir empfehlen, wenn es Ihnen möglich ist, die Anschaffung einer Umkehr-Osmose-Anlage.

Saccharin

Saccharin ist die Bezeichnung eines Süßstoffs, der viele Jahre als absolut unbedenklich galt. Doch was bedeutet Saccharin für unsere Darmflora? Saccharin und andere Süßungsmittel wie Sucralose und Aspartam können die Darmflora schädigen und dazu führen, dass eigentlich harmlose Bakterien zu krankmachenden Mikroben werden. Zwei Gläser Cola light am Tag reichen aus, um die Darmflora nachhaltig negativ zu verändern. Krankmachende Bakterien wie E. coli und Enterococcus faecalis können mithilfe dieser Süßungsmittel unter Umständen die Darmwand überwinden und in den Blutkreislauf übertreten. Das hat im schlimmsten Fall Infektionen bis hin zu Sepsis und Multiorganversagen zur Folge. Und das trinken wir täglich, ohne uns Sorgen zu machen?

Titandioxid

Der Lebensmittelzusatzstoff Titandioxid (E171) macht Medikamente und Kosmetika, aber auch Lebensmittel weißer. Seine Nanopartikel werden zwar nur schwer von der Darmflora aufgenommen, doch wenn es geschieht, dann reichern sich diese im Menschen an. Neuere Studien weisen darauf hin, dass diese Nanopatikel möglicherweise erbgutschädigend sind. Es konnte ebenfalls in Versuchen festgestellt werden, dass sie im Darm entzündliche Reaktionen hervorrufen können. Die Verwendung von Titandioxid ist seit August 2022 in Lebensmitteln verboten. Das betrifft Kaugummis, Dragees, Backwaren und Fertigprodukte wie Suppen und Salate. In Medikamenten und Nahrungsergänzungsmitteln darf es noch enthalten sein.

Chlor

Mithilfe von Chlor wird Leitungswasser desinfiziert. Sie kennen Chlor vielleicht in Spüllösung zum Desinfizieren von Zähnen und Zahnfleisch. Doch was desinfizierend wirkt, tötet auch unsere Darmbakterien ab und hat damit immer wieder einen negativen Effekt auf unser Darm-Mikrobiom. In der Regel nehmen die »guten« Bakterien wie Laktobazillen oder Bifido-Bakterien die Anwesenheit solcher Stoffe deutlich übler als z. B. Clostridien. So bekommen »schädigende« Keime einen Wachstumsvorteil.

Fluor

In einigen Ländern wird das Leitungswasser auch fluoridiert. Die Darm-Mikrobiotia reagiert auf diesen Stoff, der wie ein Antibiotikum wirkt, ebenfalls sehr sensibel. Bei uns ist die Fluoridierung von Trinkwasser zwar nicht erlaubt, doch in jeder Zahnpasta und zum Teil in Speisesalz kommt es vor.

Zinn

Viele Konservendosen bestehen aus verzinntem Stahlblech. Fruchtsäuren (Obst, Tomaten) oder Zitronensäure (Konservierungsmittel in Fischkonserven oder Pilzkonserven) lösen Zinn aus dem Dosenmaterial. Durch nach dem Öffnen damit reagierenden Sauerstoff wird dieser Effekt verstärkt. Zinn ist ein Schwermetall und giftig. Natürlich gibt es zunehmend auch mehr beschichtete Konservendosen ohne Zinn. Doch auch Bisphenol A aus der Plastikbeschichtung ist nicht gesundheitsförderlich. Verzichten Sie am besten auf Konserven! Zum Beispiel gibt es Kokosmilch auch im Tetrapak als bessere Alternative.

Schwermetalle

Bedauerlicherweise sind viele Lebensmittel zunehmend mit Schwermetallen belastet: Reis enthält Arsen (arsenfreier Reis, siehe Bezugsquellen im Anhang, Seite 166), Seefisch und Meeresfrüchte Quecksilber, Cadmium wird in Algenprodukten oder Ölsaaten (Mohn, Sonnenblumen- und Leinsamen) gefunden. Man kann sich also z. B. mit dem regelmäßigen Verzehr von Seefisch oder Reiswaffeln (Seite 51) Schaden zufügen. Wir raten zum Verzehr von Süßwasserfischen und dem Verzicht auf sowieso mit hoher glykämischer Last ausgestatte Waffeln (Seite 51).

Reicht eine »normale Ernährung« denn nicht aus?

Ein neues Bewusstsein für Gesundheit tut-not! Wir müssen uns mehr darüber bewusst werden, was wir tagtäglich zu uns nehmen. Was unsere Darmgesundheit angeht, so befinden wir uns alle in einem Dämmerschlaf. Doch Unwissen schützt vor Schaden nicht. Die Konsequenzen unserer Ernährung müssen wir selbst tragen.

Die meisten von uns wiegen sich in vermeintlicher Sicherheit, wenn sie sich noch einigermaßen normal ernähren. Bei dieser »normalen« Ernährung, die uns alle Nährstoffe liefern soll, steht in der Regel zum Frühstück Obst mit oder ohne Müsli auf dem Speiseplan, mittags Nudeln oder Kartoffeln mit Gemüse und Fleisch und abends Brot mit Käse oder Wurst. Dazwischen kleine Snacks, bestehend aus Obst oder Süßigkeiten. Wenn wir ernährungsbewusst sind, dann trinken wir nur Wasser und Tee, und wenn nicht, dann Kaffee, Fruchtsäfte und Cola.

Sind Sie noch einverstanden? Das ist noch ein gutes »gesundes« Beispiel für eine westliche Ernährung, oder? Es geht natürlich auch schlimmer: Brot oder Brötchen zum Frühstück mit Marmelade oder Nuss-Nugat-Creme, mittags Pizza oder Nudeln mit Sahnesauce und abends wieder Brot mit Wurst. Wenn Sie erkennen, dass das nicht optimal sein kann, sind Sie schon weit fortgeschritten. Und dennoch: Gesundes Essen sieht für uns anders aus. Lassen Sie es uns im Einzelnen betrachten.

Unsere Bewertung bei HPU

Kohlenhydrate zum Frühstück sind kein guter Start in den Tag, egal welcher Art, zumindest nicht allein (siehe auch Kapitel »Kohlenhydratarm essen«, Seite 51). Obst ist besonders ungünstig, weil es dem Blutzucker einen Initialschuss für eine Achterbahnfahrt tagsüber gibt. Ziel ist aber ein stabiler Blutzuckerspiegel. Damit erreichen HPUler*innen ein gutes Energielevel und es mildert Stress (siehe auch Kapitel »Der Blutzuckerspiegel«, Seite 63).

Nein, wir wollen damit nicht sagen, dass Sie *kein* Obst zum Frühstück essen sollen, aber eben nicht nur. Auch Müsli, ob mit Milch oder Haferdrink, ist kein gelungener Start, denn auch hier fehlt die Protein- und Fettfraktion, die den Blutzuckerspiegel eine Zeitlang stabil hält und Sie davor bewahrt, an Ihre körpereigenen Reserven zu gehen. Nicht jeder kann morgens ein Omelett verzehren und manch einer ist auch gegen Eier allergisch, aber man kann einen Proteinshake (Seite 92) nach dem Frühstück trinken und vielleicht sogar einen Schuss MCT-Öl dazugeben, und schon ist das Frühstück aufgepeppt für einen guten Start in den Tag.

Aus unserer Sicht spricht nichts gegen ein Mittagessen aus Gemüse, Fleisch und einer Kohlenhydratbeilage (aber nicht: viele Kohlenhydrate und wenig Gemüse und Fleisch), wenn es sauber, ohne Geschmacksverstärker und ohne Konservierungsmittel ist. Pizza, ob mit oder ohne Gluten, ist nicht kohlenhydratarm und auch der grüne Anteil bleibt in diesem Beispiel eher klein. Selbst glutenfreie Pizza ist sehr »high Carb« – das Mittagstief nach so einer Mahlzeit hat sicher jeder schon erlebt.

Was Sie vielleicht noch nicht wissen: Diese kohlenhydratreiche Ernährung verbraucht zur Verdauung und Verstoffwechselung mehr Mikronährstoffe, als sie enthält. Natürlich sind solche Gerichte lecker und beim Essen darf man auch mal Spaß haben. Aber besser ist, es zur Ausnahme zu erklären. Es ist nicht das, was uns ernährt.

Denken Sie immer dran: Nehmen Sie Ihr ganzes Mikrobiom mit. Weichenstellungen sind oft zielführender als abruptes Ändern, was bei Problemen zu Frustration und Aufgeben führt.

Stress, Hormone und Verdauung

Jede Art von Stress verstärkt die Störung HPU. Die Verbindung über die Stressachse beeinträchtigt dann auch das Verdauungssystem.

Auch Stress ist eines der Hauptthemen bei HPU. Den meisten Stress machen wir uns in der Tat selbst. Neben allem, was von außen kommt, besitzen wir die Gabe, uns noch mehr Druck zu machen. Da weniger Stress mehr Lebensqualität bedeutet, ist jeder für sich aufgerufen, daran zu arbeiten. Es ist eine Lebensaufgabe und ein ständiges Üben und wichtig, um den Stoffwechsel zu entlasten. Entspannung, Beseitigung des Stressors und die Einnahme von Mikronährstoffen helfen bei der Entgiftung.

Die durch HPU gebildeten HPL-Komplexe sind neurotoxisch, also giftig für die Nervenzellen. HPUler*innen haben durch die Stoffwechselstörung in der Regel daher eine erhöhte Angstbereitschaft und, weil Sicherheit Entspannung bedeutet, eine hohes Sicherheitsbedürfnis. Kontrolle schafft diese vermeintliche Sicherheit, deswegen besteht oft ein gesteigertes Kontrollbedürfnis. Da es aber nicht unwesentlich viele Bereiche gibt, die sich unserer Kontrolle entziehen, resultiert daraus auch oft Panik, Frustration oder Resignation. Wenn wir erkennen, dass wir nicht alles kontrollieren können, lernen wir mit der Zeit loszulassen und uns zu entspannen.

Die Stressachse

Was hat das Thema Stress nun in einem Ernährungsbuch zu suchen? Der Zusammenhang ist in der Stressachse zu finden. Damit wird die Verbindung Hypophyse-Schilddrüse-Nebenniere bezeichnet. Eine gute Verdauung ist maßgeblich davon abhängig, dass diese Achse im Gleichgewicht ist.

Eine Schilddrüsenunterfunktion oder eine Nebennierenschwäche führen dazu, dass wichtige Transportproteine, die die Makro- und Mikronährstoffe aus dem Darm aufnehmen, verlangsamt arbeiten. Das erschwert die Verdauung, führt zur Veränderung des Mikrobioms und zu Fehlgärungen und Verdauungsschwäche.

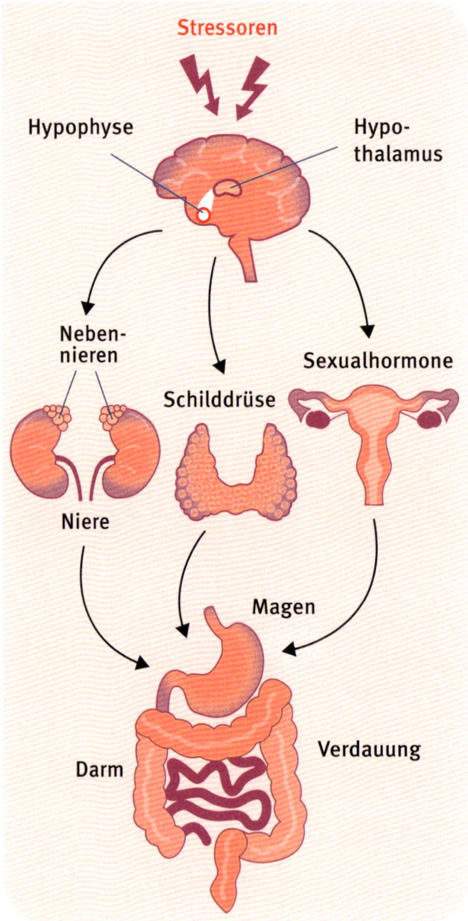

Hormone, Stressachse und Verdauung

Keine Darmtherapie oder -sanierung der Welt wird etwas bringen, wenn diese Achse nicht gut funktioniert. Die Einstellung dieser Achse, d.h., dass sowohl die übergeordneten Steuerzentren wie Hypothalamus und Hypophyse ihre Aufgabe und Funktion erfüllen, als auch Schilddrüse und Nebenniere ausreichend Hormone bilden, ist Voraussetzung dafür, dass sich alle Organe im Bauch wohlfühlen. Ausnahmslos jedes Organ, also auch z.B. das Gehirn, ist angewiesen auf Schilddrüsenhormone, Cortisol und Sexualhormone.

Hormontherapie ist sinnvoll

Die Einstellung der hormonellen Ebene im Menschen ist für Therapeutinnen und Therapeuten prioritär. Wenn da etwas nicht stimmt, muss nachgebessert werden, sonst laufen alle anderen Bemühungen ins Leere. In der Naturheilkunde arbeiten wir dabei mit Organextrakten oder Pflanzen, die das jeweilige Organ unterstützen. Endokrine Organe, dazu zählen Schilddrüse und Nebenniere, aber z.B. auch die Bauchspeicheldrüse, freuen sich, wenn sie auch einmal eine Auszeit bekommen.

Man kann den Organen die Arbeit abnehmen, indem man die entsprechenden Hormone einnimmt, sodass der Körper selbst weniger von diesem Hormon, oder im Falle der Bauchspeicheldrüse von diesem Enzym, herstellen muss. Viele Patientinnen und Patienten haben Sorge, dass der Körper sich daran gewöhnt und ein Leben ohne diese Zufuhr von außen nie wieder möglich sein könnte. Doch das Ausprobieren lohnt, wenn man auf dieser Ebene Entlastung annimmt. Das ist ohnehin nur mit ärztlicher Begleitung möglich, da Hormone nur durch ärztliche Verschreibung erhältlich sind. Behandelnde haben dann also auch ein Auge darauf. Ein Versuch ist es wert, denn Hormone sind Lebensqualität.

Fallbeispiel

Hilfe durch Hormongabe

» *In der Praxis werden wir oft mit Ängsten vor einer Einnahme von Hormonen konfrontiert. So klagte eine HPU-Patientin über Erschöpfung, über das Gefühl, nicht mehr denken zu können, darüber, zahlreiche Nahrungsmittelunverträglichkeiten zu haben, und über Schmerzen nach dem Essen bestimmter Speisen. Sie kam bereits mit nachgewiesener Autoimmunerkrankung der Schilddrüse, einer Hashimoto-Erkrankung, und Schilddrüsenwerten, die eine Unterfunktion und Überlastung anzeigt.*

Wir rieten ihr, eine ärztliche Verschreibung für Schilddrüsenhormone zu erbitten. Unter Tränen sagte sie, sie habe bereits ein Rezept, wolle aber die Hormone nicht nehmen, weil sie Angst davor habe, davon abhängig zu werden. Außerdem seien Hormone doch gefährlich. Wir erklärten ihr die Zusammenhänge und konnten ihr die Angst nehmen.

Beim nächsten Termin hatte wir keine depressive, weinende, sich schwach fühlende Frau mehr vor uns, sondern eine, die uns anlachte und die unheimlich erstaunt darüber war, wie sie sich in den vergangenen vier Wochen unter Einnahme der Hormone und der von uns verordneten Nahrungsergänzungsmittel entwickelt hatte. Auch die Nahrungsmittelunverträglichkeiten, Verdauungsstörung und Schmerzen nach dem Essen waren wie weggeblasen. Diese Patientin haben wir tatsächlich nur zweimal gesehen. Mit dem Kontrolltermin konnten wir sie entlassen. «

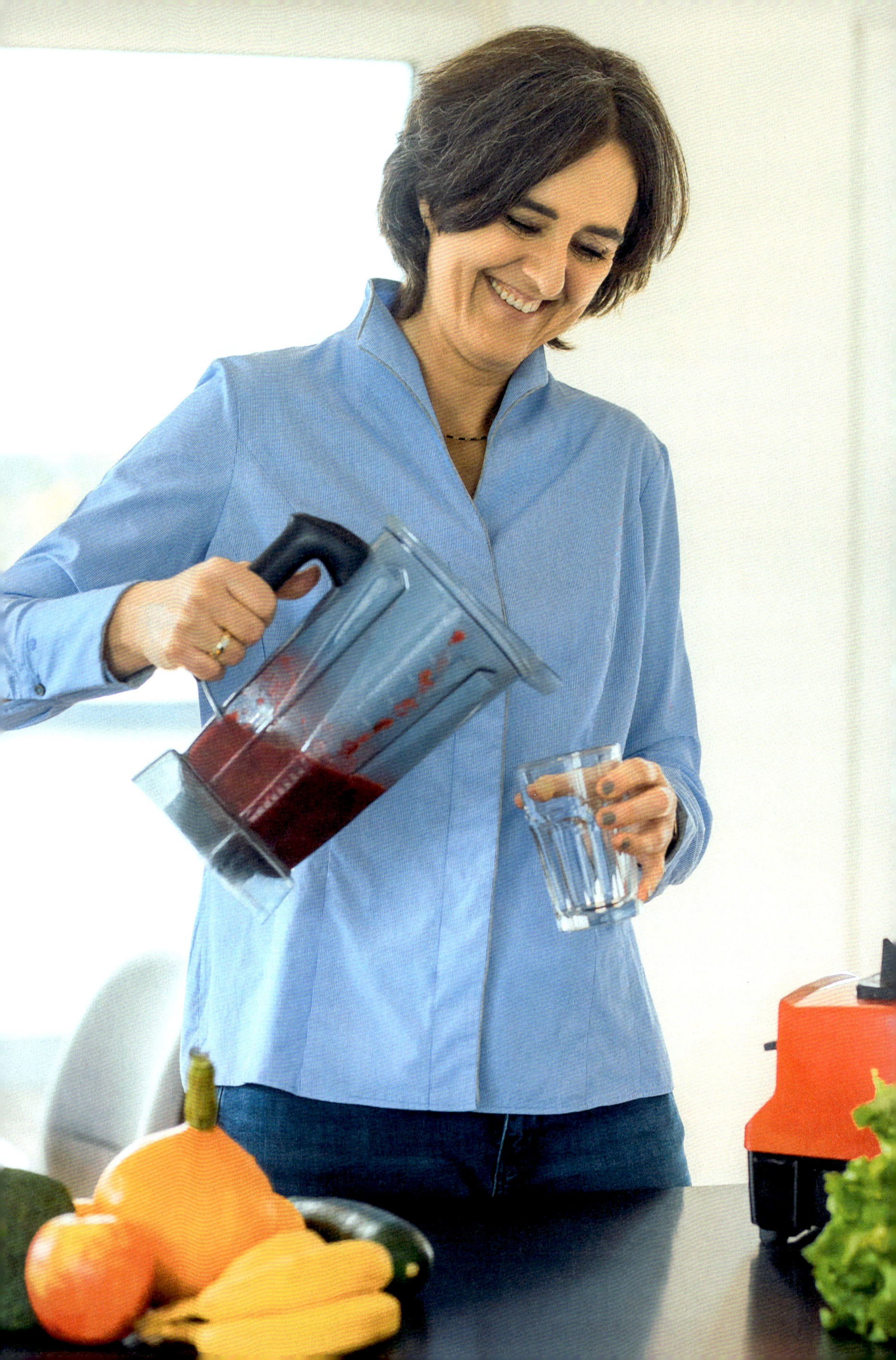

Vom Symptom bis zur Behandlung

Wie erkenne ich, ob meine Verdauungsprobleme mit HPU zusammenhängen? Wir stellen Diagnosemethoden vor und geben einen Ausblick, wie die Behandlung aussehen kann.

Symptome und Diagnostik

Verdauungsprobleme sind leicht zu erkennen. Andere Beschwerden haben auf den ersten Blick nichts mit der Verdauung zu tun, sind aber dennoch damit verknüpft.

Was Bauchschmerzen sind und wie sie sich anfühlen, weiß sicherlich jede*r. Deshalb sollen hier daneben auch andere Symptome und deren Zusammenhang mit der durch HPU gestörten Verdauung angesprochen werden, die auf den ersten Blick nicht damit zusammenzuhängen scheinen. Beispiele sind Kopfschmerzen bei einer Histaminose oder Rücken-, Gelenk- oder Ganzkörperschmerzen bei Nahrungsmittelunverträglichkeiten. Gleichzeitig wollen wir hier zum Teil bereits auf Untersuchungsmethoden eingehen.

Magenbeschwerden

Reflux oder Reizmagen mit Sodbrennen, saurem Aufstoßen und Schmerzen im Oberbauch treten in der Regel dann auf, wenn man a) etwas für sich Unverträgliches gegessen hat, b) an einer Histamin-Intoleranz leidet oder c) einen Befall mit Candida, Helicobacter pylori oder Parasiten aufweist. Oder alles zusammen. Eine weitere Möglichkeit ist eine chronische Autoimmungastritis.

Welche Diagnostik schlagen wir vor?

Bei bereits nachgewiesener HPU ist als Anschlussdiagnostik die Messung von Histamin im Blut beim Labor KEAC ratsam, außerdem ein Organix-Dysbiose-Profil, um Hefepilzen oder Parasiten auf die Spur zu kommen. Wird man in den ersten beiden Fällen nicht fündig, bietet sich ein ALCAT®-Test an, um im Einzelnen unverträgliche Nahrungsmittel zu entlarven (alle Methoden werden im Kapitel »Laboruntersuchungen«, Seite 42 vorgestellt). Bei einer leichten chronischen Gastritis ist es außerdem sinnvoll abzuklären, ob Vitamin B_{12} ausreichend aufgenommen wird, also den Vitamin-B_{12}-Spiegel im Blut und evtl. Antikörper gegen Intrinsic Factor zu testen. Diese Substanz wird vom Magen freigesetzt, damit Vitamin B_{12} im Dünndarm aufgenommen werden kann. Manche HPUler*innen leiden an einer autoimmunbedingten Gastritis, die einen Vitamin-B_{12}-Mangel nach sich zieht, was die Gesamtsymptomatik verschlechtert.

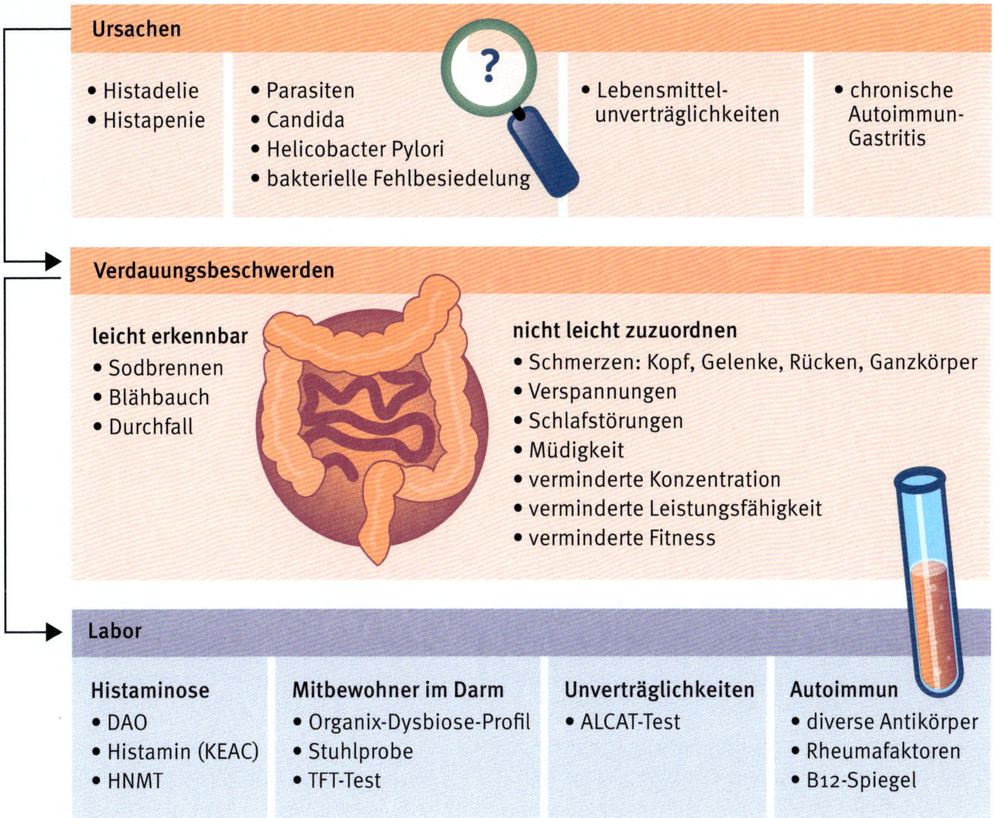

Ursachen von Magenbeschwerden

Nahrungsmittelunverträglichkeiten

Nahrungsmittelunverträglichkeiten hinterlassen Spuren auf der Darmschleimhaut. Unsere bakteriellen Symbionten im Darm mögen es aber gemütlich und sind auf ein gutes Milieu angewiesen.

Fruktose-Malabsorption oder Laktoseintoleranz haben auf unseren Darm umfassende Auswirkungen. Das ganze Mikrobiom verschiebt sich. Die »guten« Bakterien wie Bifido- und Laktobazillen fühlen sich nicht mehr so wohl und geraten zahlenmäßig in den Hintergrund. Clostridien oder auch Hefen können überwuchern und bereiten dann die nächsten Probleme. Kommt es zur Gasbildung im Dünndarm, entweicht die Luft gern nach oben. Es kommt zu Aufstoßen bis hin zu schmerzhaften Blähungen im ganzen Bauchraum. Entweicht die Luft nach hinten, kennzeichnet das Fehlgärungen im Dickdarm. Stecken diese fest, können auch sie sehr schmerzhaft sein.

Fruktose-Malabsorption

Fruktose, also Fruchtzucker, ist für jeden Menschen problematisch, denn wir alle vertragen nur eine bestimmte Menge davon. Nehmen wir mehr auf, kommt es zwangsläufig zu Symptomen, auch bei Gesunden.

Ein wichtiger Faktor ist die Anwesenheit von ausreichend Schilddrüsenhormonen. Eine Schilddrüsenunterfunktion führt zu einer Reduktion des Schwellenwertes der individuell noch verträglichen Menge für Fruchtzucker. Viele HPU-Patientinnen und -Patienten haben unerkannt eine latente Unterfunktion der Schilddrüse (Hypothyreose), und somit eine herabgesetzte Fruchtzuckertoleranz.

Mit dem Überschreiten der für HPUler*innen verträglichen Mengen von Fruchtzucker kommt es zur Reizung der Darmschleimhaut. Vorstellbar ist, dass die Schleimschicht im Darm, die ja eigentlich die sensiblen Darmzellen schützen soll, durch die dabei entstehenden Säuren mehr und mehr abgebaut wird. Je mehr organische Säuren vorhanden sind, desto mehr wird diese Schleimschicht »abrasiert«. Das führt zu Schmerzen, wenn die empfindlichen Zellen freiliegen. In der Folge können die Darmschleimhautzellen, die zum Teil auch Enzyme wie Laktase bilden, diese Funktion nicht mehr gut erfüllen. Es kommt im Anschluss also zu weiteren Nahrungsmittelunverträglichkeiten (z. B. Laktoseintoleranz), die, wenn sie keine Beachtung finden, die Fehlgärungen fördern und die Schleimhautzellen des Darmes immer mehr schädigen.

Eine Fruktose-Malabsorption führt zu einem Zink- und Tryptophanmangel. Die Betroffenen leiden unter Schlafstörungen und depressiven Verstimmungen.

Symptome bei Fruktose-Malabsorption

- **Magen-Darm-Trakt:** Blähungen, Durchfall, Krämpfe, Verstopfung, Bauchschmerzen, Übelkeit, Aufstoßen
- **Außerdem:** Kopfschmerzen, Verspannungen, Depressionen, Müdigkeit, Schlafstörungen

Welche Diagnostik schlagen wir vor?

Wir raten von einer Atemgasanalyse auf Fruktoseintoleranz bzw. -Malabsorption ab. Nicht alle HPU-Patientinnen und -Patienten tolerieren die zu schluckende Fruktose-Lösung. Das Risiko eines dramatischen Unterzuckerzustandes ist erhöht, wenn die Patientin oder der Patient bereits zu Unterzuckerzuständen neigt.

Harmlos und ohne schlechte Erfahrung hingegen ist die Untersuchung auf Fruktosamin im Serum. Wieder einmal verweisen wir auf das Labor KEAC. Deutsche Labore kennen diesen Test für die Früheinstellung eines Diabetes mellitus Typ 2. Allerdings detektieren sie nur, wenn der Spiegel zu hoch ist. Was ein zu niedriger Fruktosaminspiegel bedeutet, dass erfahren die Probeneinsender*innen nicht. Auch hier hilft HPUlerinnen und HPUlern das Labor KEAC mit einer fundier-

Unsere Empfehlung: Nur einmal täglich Obst

Fruchtzucker wird im Stoffwechsel prioritär metabolisiert. Das bedeutet, wann immer Sie einen Apfel oder eine Banane essen, lässt die Leber alles andere an Giftmüll liegen und muss sich erst mal um den Zucker kümmern. Je öfter wir am Tag kleine Obstmahlzeiten essen, desto schlimmer die Auswirkungen auf den Stoffwechsel. Natürlich hat Obst auch viel Gutes, viele sekundäre Pflanzenstoffe beispielsweise. Die Dosis macht wie immer das Gift. Deswegen empfehlen wir: Eine Obstmahlzeit am Tag, nicht die propagierten »fünf am Tag«. Menschen, die zu Unterzucker neigen, sollten auf Obst erst einmal für eine Weile verzichten, bis sich die Situation der Leber und damit das Blutzuckermanagement verbessert hat.

ten Aussage, ob man zu Unterzuckerzuständen neigt oder Fruchtzucker in Zukunft tabu sein sollte, weiter.

Histaminintoleranz

Histamin ist ein Gewebshormon. Es stellt die Gefäße weit und erhöht die Blutzufuhr. Rötung, Schwellung und Entzündung können die Folge sein. Histamin ist auch ein wichtiger Botenstoff im Gehirn.

Das Hormon wird sehr fein reguliert. Auf- und Abbau von Histamin sollten bestenfalls in einem guten Verhältnis oder vielleicht auch in so etwas wie einem Gleichgewicht stehen. Symptome entstehen erst, wenn das Gewebshormon über einen bestimmten Referenzwert tritt und als Botenstoff seine Wirkung in Richtung Schwellung, Rötung, Entzündung vermittelt.

Für den Abbau von Histamin im Blut ist das Enzym DAO relevant, ebenso wie die sogenannte HNMT (Histamin-N-Methyl-Transferase). DAO braucht sowohl aktives Vitamin B_6 (P5P) als Cofaktor als auch Kupfer. Die HNMT verwendet dafür Methylgruppen. DAO befindet sich im Gewebe, HNMT im Wesentlichen nur in Zellen und Leber.

Viele von HPU Betroffene weisen Verschiebungen im Histaminstoffwechsel auf. Durch den Zinkmangel bei HPU reichert sich bei vielen Patienten Kupfer im Gewebe an, was dazu führen kann, dass kupferabhängige Enzyme wie z. B. die, die Histamin abbauen sollen, extrem fleißig arbeiten. Da Zink und Kupfer Gegenspieler sind, ist der Histaminspiegel dann dauerhaft erniedrigt, man spricht von Histapenie (siehe auch Kapitel »Laboruntersuchungen«, Seite 42). In selteneren Fällen gibt es Abweichungen nach oben, also dauerhaft erhöhte Histaminspiegel. Ob nach oben oder nach unten: Viele HPU-Patientinnen und -Patienten spüren die Auswirkungen und reagieren sensibel auf Histamin in der Nahrung.

Symptome bei Histaminintoleranz

- **Haut:** Rötungen, Juckreiz, Nesselsucht
- **Magen-Darm-Trakt:** Bauchschmerzen, Durchfall
- **Zentrales Nervensystem:** sehr häufig Kopfschmerzen, Migräne, Schwindel oder Kreislaufprobleme
- **Herz-Kreislauf-System:** Kreislaufbeschwerden, niedriger Blutdruck (Hypotonie), Herzrasen (Tachykardie)
- **Atemwege:** Fließschnupfen, Atembeschwerden
- **Schlafstörungen** nach histaminhaltigen Abendmahlzeiten. Der Geist kommt nicht zur Ruhe, die Gedanken sind wortreich und »zu laut«. Man verharrt in einem schreckhaften Wachzustand.

Histaminreiche Lebensmittel

Histaminreiche Nahrungsmittel sind alle Nahrungsmittel mit einer langen Reifezeit. Ein alter Gouda enthält also mehr Histamin als ein junger und dieser wiederum mehr als ein Frischkäse. Auch gekochtes Essen, dass wieder aufgewärmt wird, enthält mehr Histamin als frisch gekochtes. Das liegt an bakteriellen Zersetzungsprozessen, die immer stattfinden, denn unsere Nahrung ist ja nicht steril. Die niedrige Temperatur im Kühlschrank verlangsamt nur die bakterielle Zellteilung und diesen Prozess. Wenn Eingefrorenes wieder aufgetaut wird, steht das Essen, bis es abgekühlt ist, und braucht dann auch eine Weile, bis es den Auftauprozess durchlaufen hat. Bei minus 20 °C ist der Prozess natürlich gestoppt. Doch die Zeit des Abkühlens und Auftauens kann reichen, dass Betroffene das Essen dann nicht mehr gut vertragen und Symptome ausbilden (am Ende des Buches finden Sie Hinweise auf Histaminlisten, Seite 166).

Generell gilt: Speisen immer frisch zubereiten, nicht wiedererwärmen. Auch Hackfleisch nur ganz frisch vom Metzger kaufen und am selben Tag zubereiten, dasselbe gilt für die Frische von Fisch. Alkohol jeglicher Art setzt gebundenes Histamin frei.

Welche Diagnostik schlagen wir vor?
Immer mehr Stuhlanalysen zeigen erhöhte Histaminwerte. Dies geht in der Regel mit einer Verschiebung des pH-Werts in den alkalischen Bereich einher. Unseres Erachtens spricht das nicht einfach für eine verminderte Aktivität des Enzyms Diaminooxidase (kurz DAO), die man auch labortechnisch bestimmen kann, sondern weist eher auf eine Verschiebung der Mikrobiota hin, mit einer Zunahme von histaminbildenden Bakterien im Darm. Wir wollen Histamin als Abbauprodukt von Bakterien im Darm klar vom Gewebehormon im Blut unterscheiden.

Deutsche Labore können diesen Zustand bedauerlicherweise immer noch nicht entdecken. Diese Analytik führt nach wie vor nur das auf HPU-Patienten spezialisierte Labor KEAC in den Niederlanden durch.

Unsere Empfehlung: Dinkel statt Weizen

Wer Histamin nicht verträgt, verträgt in der Regel auch keinen Weizen, selbst wenn alle Laborergebnisse diesbezüglich auf Grün stehen. Dinkel kann dann eine bessere Alternative sein (siehe auch »Warum ist Dinkel besser als Weizen?«, Seite 74).

Wer Symptome hat, die auf eine Histaminproblematik hinweisen, sollte erfahren können, wo sie oder er steht. Die therapeutischen Maßnahmen unterscheiden sich bei einem Zuviel an Histamin von denen bei einem eher zu niedrigen Histaminspiegel.

In der Praxis sehen wir eine Zunahme von Histaminproblemen aus den unterschiedlichsten Gründen. Noch in den 2010er-Jahren gab es eine unter Umständen erhöhte Reaktionsbereitschaft auf histaminreiche Lebensmittel wie Rotwein oder Sauerkraut. Heute ist das anders. Viele Patientinnen und Patienten reagieren mit Histaminausschüttung auch auf normale, frische Lebensmittel. Es wird zunehmend weniger vertragen. Die Zahl der Lebensmittel, die keine Symptome hervorrufen, wird immer geringer. Gleichzeitig kann man einen erhöhten pH-Wert im Stuhl finden und ebenfalls mehr Histamin oder weniger DAO. In den meisten Fällen finden wir eine Überbesiedlung mit Hefen und Pilzen auf den Schleimhäuten. Das führt zur verstärkten Freisetzung von Histamin aus den Mastzellen in Richtung Blut und wahrscheinlich auch aus den Schleimhautzellen in Richtung Darm.

Woran denken wir bei Darmpilzbefall? Wir haben es bereits angesprochen: Herbizide oder Glyphosat, zu viel Zuckerhaltiges in der Ernährung oder zu viel Kohlenhydrate. Wie diese Schieflage anfängt, ist nicht immer in der Anamnese nachvollziehbar. Sehr oft gehen dem Problem aber eine Operation oder intensive Antibiotikagaben voraus, die dann ein bereits instabiles Mikrobiom komplett verschieben.

Warum eine Histaminintoleranz nicht entdeckt wird

Betroffene können alle Symptome einer Histaminintoleranz aufweisen und doch können HNMT, DAO und Histamin im Blut völlig innerhalb der Norm sein. Wie geht das? Indem man eine erhöhte Bereitschaft besitzt, darauf zu reagieren.

Stellen Sie sich vor, Sie haben eine Antenne auf dem Dach, die ein Signal aufnimmt und ins Hausinnere weiterleitet. Die Kommunikation funktioniert, innerhalb des Hauses wird das Signal empfangen. Nun stellen Sie sich vor, statt einer Antenne befänden sich zehn auf dem Dach und jede leitete das Signal ins Hausinnere weiter. Ähnlich ist das bei unseren Zellen auch: Statt eines Rezeptors sitzen dort viele. Kommen Histaminmoleküle vorbei, werden sie von vorhandenen Rezeptoren gebunden und diese geben das Signal ins Zellinnere weiter.

Übertragen auf die Stoffwechselstörung HPU heißt das: Durch das verschobene Zink-Kupfer-Verhältnis werden die kupferabhängigen Enzyme extrem »fleißig«. Das führt generell zu eher erniedrigten Histaminspiegeln im Blut. Der Körper reagiert mit erhöhter Rezeptordichte und macht sich auf diese Weise sensitiver für dieses wichtige Gewebshormon. Das bedeutet dann aber auch, dass bei einem ankommenden Signal die Amplitude, also die Auswirkung, höher oder stärker ausfällt als normal.

Fallbeispiel

Wir füttern unseren Schmerz

» *Wir erleben es häufig, dass Patientinnen und Patienten über tägliche Nackenverspannungen und Kopfschmerzen klagen. Zum Teil mit Schmerzmittelkonsum, zum Teil ohne. Sie können sich meist nicht vorstellen, dass es sein kann, dass sie ihren Schmerz selbst füttern, und sind erstaunt, wenn das einfache Einhalten von simplen Ernährungsregeln und HPU-Therapie mit Mikronährstoffen sie von diesen Schmerzen dauerhaft befreit.*

Das Tollste, das wir dabei mal erleben durften, war eine Patientin, die im Monat 40 bis 50 Ibuprofen gegen ihre Kopfschmerzen brauchte. Ihren Job als Krankenschwester konnte sie nicht mehr ausüben, weil die körperliche Anstrengung alles verschlechterte, sodass sie Bürotätigkeiten ausführte. Bereits beim zweiten Termin in unserer Praxis nahm sie keinerlei Schmerzmittel mehr ein. Als natürliche Alternative zu Ibuprofen hatten wir ihr Weihrauch zusätzlich zur HPU-Therapie verordnet und haben die Schilddrüse etwas besser eingestellt. Außerdem rieten wir zu einer komplett weizenfreien Ernährung. Auf je mehr Ebenen man gleichzeitig arbeitet, desto größer und schneller zeigt sich der Erfolg. «

Laboruntersuchungen

Laboruntersuchungen sind toll, denn sie können Klarheit bringen und helfen bei einer gezielten Behandlung. Doch gerade Darmuntersuchungen können kostspielig sein.

Welche Untersuchungen sind nun wirklich sinnvoll? Bei welchen Fragestellungen ist das Geld gut investiert?

In der Praxis sehen wir viele HPU-Patientinnen und -Patienten mit Verdauungsstörungen. Wir starten immer pragmatisch, denn das meiste Geld kann man sparen, wenn man das gesammelte Wissen über den HPU-Stoffwechsel nutzt.

Bei positivem HPU-Befund und Verdauungsproblemen lautet die erste Empfehlung, komplett auf Weizen zu verzichten, Dinkel übergangsweise zu probieren und Kuhmilch/-produkte wegzulassen. Diese sollen nicht durch Sojaprodukte ersetzt werden und auch Eiklar sollte gemieden werden.

Über 80 Prozent der Betroffenen erfahren damit bereits eine dramatische Verbesserung vieler Beschwerden und berichten davon bereits beim zweiten Termin, der in der Regel vier bis sechs Wochen später stattfindet. Dabei sprechen wir nicht nur von Bauchproblemen, sondern auch von generellen Schmerzen oder Müdigkeit, die verschwinden oder zumindest besser werden. Ausnahmen von der Regel sind nicht einmal pro Woche erlaubt, sondern maximal einmal im Monat. Wer das nicht einhalten will und lieber seine Diagnose schwarz auf weiß sehen möchte, muss weitere Untersuchungen in Kauf nehmen.

Da wir keine Glaskugel haben, die uns sagt, welche Nahrungsmittelunverträglichkeiten tatsächlich vorliegen, kann man mit diesen generellen HPU-Ernährungsregeln das Thema komplett abdecken, aber auch danebenliegen. Das ist bei den einzelnen Patientinnen und Patienten verschieden. Die Empfehlungen spiegeln unsere Erfahrungen mit unseren HPU-Patientinnen und -Patienten wider. Ein Versuch ist es immer wert, da wie erwähnt viele der Patientinnen und Patienten positiv darauf reagieren.

Später werden wir uns den sog. ALCAT®-Test (Seite 45) anschauen, der dabei hilft, individuelle Nahrungsmittelunverträglichkeiten aufzudecken.

pH-Wert messen

Zunächst ist der einfachste Test die Bestimmung des pH-Wertes im Stuhl. Dieser sollte zwischen 5,5 und 6,5 liegen und damit leicht sauer sein. Die pH-Wert-Messung ist simpel und billig, kann zur Therapiekontrolle im weiteren Verlauf herangezogen werden und zeigen, ob es »in die richtige Richtung geht«.

Was zählt zu Kuhmilchprodukten?

Über solche generellen HPU-Ernährungsfragen lässt sich nicht feilschen, auch wenn unsere Patientinnen und Patienten das manchmal gerne täten. Mit Kuhmilchprodukten ist der größte Teil des Inhalts der sogenannten MOPRO-Theke in den Lebensmittelmärkten gemeint: Milch, Sahne, Kefir, Skyr, Joghurt, Buttermilch, Käse. Butter ist erlaubt, außerdem alle Molkereiprodukte aus Schafs- und Ziegenmilch.

Mikroorganismen bestimmen

Etwa 1500 verschiedene Arten von Mikroorganismen befinden sich in unserem Darm. Jede bakteriologische Stuhluntersuchung kann also immer nur ein Ausschnitt sein. Es gibt »schmale« Analysen und sehr aufwendige, sie kosten zwischen ca. 100 Euro und mehreren 100 Euro.

Urinanalyse

Unsere Erfahrungen mit großen Flora-Analysen sind eher enttäuschend. Diese kosten viel und verraten oft wenig. Meist schauen wir uns lieber den Urin an, der uns am meisten vom Stoffwechsel, unserem Stoffwechsel, erzählt. In diesem Fall wünschen wir uns Informationen über unerwünschte Mitbewohner im Darm und suchen nach Stoffwechselmetaboliten, also Produkten aus dem Stoffwechsel von Bakterien oder Pilzen. Diese werden im Darm durch Fehlgärung gebildet und von uns anschließend aufgenommen, gehen also ins Blut über und belasten dann Leber und Nieren.

Solch eine Analyse wird organisches Säuren-Dysbiose-Profil genannt und kostet zwischen 65 und 90 Euro. Danach weiß man sicher, ob Hefepilze vorhanden oder nicht übermäßig vorhanden sind. Eine Stuhlanalyse kann das nicht immer zuverlässig sagen, denn Pilze können im Stuhl in Nestern erscheinen – also in der einen Stuhlprobe vorhanden sein und in der nächsten nicht. Will man also wissen, ob im Darm belastende Stoffe gebildet werden, die auch noch entgiften müssen, so ist eine Analyse der organischen Säuren im Urin zu empfehlen.

D-Arabinitol ist eine dieser organischen Säuren, ein Stoffwechselprodukt von Hefepilzen der Gattung Candida, ein Zuckeralkohol. Betroffene Patientinnen und Patienten berichten, sich wie betrunken oder benebelt zu fühlen, und das sind sie ja quasi auch. Ohne auch nur einen Schluck Alkohol getrunken zu haben, haben sie einen vergleichbaren Stoff im Blut. Ein übermäßiger Befall mit Candida kann einem regelrecht »den Stecker ziehen«, zuckerabhängig machen und in eine Spirale aus Erschöpfung und Krankheit führen. Nicht wenige Betroffene entwickeln nach jahrelanger Candida-Belastung eine Nebennierenschwäche.

Der Nachweis von erhöhtem p-Kresol-Sulfat im Urin gelingt dann, wenn Clostridium-difficile- oder Proteus-vulgaris-Bakterien übermäßig im Darm vorhanden sind und zu einer Dysbiose führen. Kresole triggern die Stoffwechselstörung HPU bzw. sind eine der möglichen Ursachen für eine KPU, eine Teil-Verwandte der HPU. Durch Kresole wird der Abbau des Häms gestört. KPU ist eine Abbaustörung des Häms, HPU eine Auf- *und* Abbaustörung. Mit anderen Worten: Mit solch einer Dysbiose wird die Stoffwechselstörung immer wieder neu angeregt, selbst unter Therapie mit den Mikronährstoffen Zink und Vitamin B_6. Kresole lassen den Stoffwechsel nicht zur Normalität zurückfinden.

Der Nachweis von p-Hydroxyindolessigsäure kann als Hinweis auf eine Infektion mit kleinen Parasiten wie Giardia lamblia dienen. Sie kann auch durch anaerobe Bakterien vermehrt gebildet werden. Das sind Bakterien, die Sauerstoff nicht mögen. Der Stoff entsteht aus dem Abbau der Aminosäure Tyrosin. Tyrosin ist die Vorstufe für unsere Schilddrüsenhormone und u. a. Adrenalin, das von der Nebenniere ausgeschüttet wird und der Stressantwort dient.

Die Ausscheidung von Indikan über den Urin wird als Indikanurie bezeichnet. Es ist vermehrt nachweisbar, wenn eine Dysbiose des Dünndarms vorliegt und die Aminosäure Tryptophan dem bakteriellen Wachstum zum Opfer fällt. Ein Zeichen für Eiweißfäulnis, also unvollständige Verdauung.

Vorgehen bei der Therapie

Welche Schlüsse können wir aus solch einer Analyse ziehen? Am einfachsten zu verstehen und zu behandeln ist ein festgestellter Mangel an Laktobakterien und Bifidobakterien. Diese Bakterien lassen sich in Kapsel- oder Pulverform kaufen. Auch Enterobacter oder Escherichia coli kann auf diese Weise supplementiert werden.

Diese Probiotika stellt man sich heute wie gut zahlende Touristen vor: Sie fördern die Wirtschaft und den Umsatz, lassen also gute Divisen da, siedeln sich aber nicht an. Dieses Ansiedeln kann eher mit sogenannten Sporenbildnern erreicht werden. Das sind Bakterien, die sich durch Sporenbildung vermehren.

Mithilfe der organischen Säuren aus dem Urin weiß man nun schon ganz viel. Und zwar auch, ob nicht zuerst z. B. antibakteriell oder antimykotisch therapiert werden sollte. Denn nur mit freundlichen Bakterien und guten Leitkeimen werden die schlechten Bakterien und Pilze im Darm nicht zurückgedrängt.

Wirkungsvoller ist es, zuerst die schlechten Keime »auszuradieren«, so Platz für eine Umorientierung des Mikrobioms zu schaffen und dann durch gute Leitkeime in die richtige Richtung die Vermehrung zu fördern. Dabei darf dem Darm nichts einverleibt werden, was ihn in Richtung Entzündung drücken würde, also Unverträgliches muss gemieden werden.

Diese Maßnahmen stellen schon einen Teil unserer HPU-Darm-Therapie dar, die wir im Kapitel »Therapie HPU-bedingter Magen- und Darmprobleme« (Seite 47) ausführlich besprechen.

Auf Darmentzündung testen

Dazu gibt es unterschiedliche Marker:

Calprotectin ist einer der Marker, die Entzündung anzeigen. Die Bestimmung dieses Wertes ist nicht sehr teuer und kann so auch als Verlaufskontrolle dienen. Ob er hoch- oder runtergeht, gibt Auskunft darüber, ob die eingeleiteten Maßnahmen helfen und erfolgreich sind oder nicht.

Zonulin dient dem Nachweis eines sogenannten Leaky Gut, englisch für »löchriger Darm«. Der Wert gibt Auskunft darüber ob die Tight Junctions, die Verbindungen zwischen den Darmzellen, noch intakt sind oder ob es Löcher gibt.

Die Pankreas-Elastase ist ein Verdauungsenzym, das von der Bauspeicheldrüse produziert und abgegeben wird. Ist sie vermindert, ist das ein Hinweis auf eine Pankreasschwäche.

Das sekretorische IgA (sIgA) dient als Marker für eine intakte Schleimhautbarriere. Es ist das wichtigste sekretorische, also von der Schleimhaut abgegebene Immunglobulin. SIgA ist ein Antikörper, der das Eindringen von Krankheitserregern verhindern soll. Gleichzeitig dient er auch als Marker für Stress. SIgA kann bei Manganmangel erniedrigt und bei Stress erhöht sein.

Parasiten zuverlässig nachweisen

Findet man Eier oder Larven im Stuhl, ist die Aussage einfach. Was aber, wenn der Verdacht auf Parasiten besteht und die Stuhlprobe trotzdem wiederholt negativ ist? Kleinstparasiten, sogenannte Protozoen, lassen sich nur in sehr frischem Stuhl nachweisen, die Probe sollte deshalb innerhalb einer Stunde im Labor sein. Dieses Problem löst der TFT-Test (Labor Sanitas Humanus Analytics, Kontakt im Anhang, Seite 166) mithilfe von Fixierlösung. Diese macht die Probe für einen Versand für Tage und sogar Wochen stabil. Allerdings ist auch dieser Test nur zu ca. 70 Prozent aussagekräftig.

Auch verschiedene andere Laborwerte können hinweisend sein. So z. B. die eosinophilen Granulozyten. Der Wert steigt bei Parasitenbefall, ist aber auch bei Patientinnen und Patienten mit starken Allergien erhöht.

Weil der Nachweis oft schwierig ist, nutzen wir bei Verdacht auf Parasiten auch alternative Testverfahren wie Bioresonanz, Kinesiologie oder Elektroakupunktur nach Voll.

Nahrungsmittelunverträglichkeiten nachweisen

Das Immunsystem ist riesig und jede Laboranalyse kann nur einen kleinen Ausschnitt darstellen. Auch was Nahrungsmittelunverträglichkeiten betrifft, ist das ein extrem umfangreiches Thema.

Es gibt Testungen, die die Antikörper gegen verschiedene Nahrungsmittel nachweisen, z. B. IgG3, IgG4 oder auch IgG gesamt. Daneben werden der Lymphozyten-Transformations-Test (LTT) auf Nahrungsmittel oder ganz einfach auch IgE-Antikörper-(Ak-)Testungen verwendet.

IgE-Ak-Testungen dienen dem Nachweis starker Allergien. IgE-vermittelte Allergien beschreiben Sofortreaktionen. Un-

Welche Laboruntersuchungen wofür?

Fragestellung/Ursache/Problem	Laboruntersuchung
Stimmt das Milieu?	pH-Wert Stuhl
unerwünschte Mitbewohner? (Candida, Fehlbesiedlung, Parasiten) Tyrosin-, Tryptophan-Räuber? Verdauungsschwäche?	organische Säuren, z. B. Organix-Dysbiose-Profil (Urin), z. B. Labor Ganzimmun/Medivere
Entzündung?	Calprotektin
Leaky-Gut-Syndrom?	Zonulin
Bauchspeicheldrüsenschwäche?	Pankreas-Elastase
intakte Schleimhaut?	IgA (sIgA)
Parasiten?	TFT-Test von RP Sanitas Humanus
Nahrungsmittelunverträglichkeiten?	ALCAT® entzündliche Reaktion auf Zellebene
histaminbildende Bakterien im Darm?	Histamin im Stuhl
Histaminprobleme?	Histamin im Blut, Labor KEAC
genug Histamin abbauende Enzyme?	DAO, HNMT (Blutanalyse)
Cofaktoren der Histamin abbauenden Enzyme?	Vitamin B_6 (P5P), Anteil von freiem Kupfer (Coeruloplasmin und Serum-Kupfer)
Fruktose-Malabsorption?	Fruktosamin im Blut, Labor KEAC

verträglichkeiten dagegen gehören zu den Spät-Typ-Allergien (IgG-Reaktionen), die bis zu 72 Stunden nach dem Kontakt mit dem unverträglichen Stoff Reaktionen bewirken können. Die Schwierigkeit dabei ist, dass Betroffene den Auslöser nach dieser Zeit nicht mehr identifizieren können. Wer weiß denn noch, was er vor drei Tagen gegessen hat? Betroffene können also auf Nahrungsmittel reagieren, ohne sich dessen bewusst zu sein.

Tests zum Nachweis dieser allergischen Reaktionen des Spättyps überschneiden sich, können aber jeweils immer nur einen Teil oder nur ihr Spektrum abbilden. Bei der Untersuchung von Nahrungsmittelunverträglichkeiten muss man das im Hinterkopf behalten.

Der Alcat®-Test zur Bestimmung von Nahrungsmittelunverträglichkeiten hat sich bei uns in der Praxis bewährt. Es ist ein sogenannter Leukozytenstimulationstest. Dabei werden weiße Blutzellen im Labor mit verschiedenen Substanzen konfrontiert und ihre Reaktion gemessen. Daraus lässt sich dann ableiten, welche Nahrungsmittel oder auch Chemikalien (z. B. Konservierungsstoffe, Medikamente) eine Entzündungsreaktion hervorrufen und welche nicht.

Therapie HPU-bedingter Magen-Darm-Probleme

Eine Darmsanierung sollte bei HPU nicht an erster Stelle kommen. Zunächst muss das Übel an der Wurzel gepackt, also die HPU behandelt werden.

Der Begriff »Leaky Gut« ist heute oft zu hören. Übersetzt heißt das löchriger Darm. Wurde ein Leaky-gut-Syndrom nachgewiesen, scheint die Ursache für die mannigfaltigen Beschwerden gefunden. Unsere Patientinnen und Patienten wollen oft zuerst ihren löchrigen Darm behandelt haben, weil sie davon ausgehen, dass sie sonst gar keine Mikronährstoffe aufnehmen können und es sowieso die Ursache für alle anderen Beschwerden sei, unter denen sie leiden.

Umgekehrt wird ein Schuh draus. Der Darm wird löchrig, weil zu viel Schädigendes hineinkommt. Weil die HPU durch den Mikronährstoffmangel dazu führt, dass wesentliche Teile des Verdauungsapparates in Schieflage geraten. Oder weil die HPU eine Funktionsstörung in der Stressachse von Schilddrüse und Nebenniere verursacht. Ohne Hormone keine Verdauung.

Man kann den Darm zehnmal sanieren und eine Kur nach der anderen machen. Das ist sicher nicht schlecht und auch wohltuend. Wenn man aber dabei die HPU als Ursache außer Acht lässt, dreht man sich häufig im Kreis. Wer also *zuerst* den Darm sanieren will, fängt unseres Erachtens an der falschen Stelle an. Als Erstes muss man prüfen, ob alle Voraussetzungen dafür gegeben sind, dass eine Verdauung überhaupt physiologisch funktionieren kann.

Bei Magen-Darm-Beschwerden

Ein Beispiel ist die Hypochlorhydrie, der Mangel an Magensäure, an dem viele HPU-ler*innen unerkannt leiden und der zu massiven Dysbiosen führen kann. Eine Lenkung der Darmbakterien tut den Betroffenen sicherlich gut. Aber wird die Therapie nachhaltig und erfolgreich sein? Selbst wenn die Patientinnen und Patienten eine Zeitlang Magensäure zuführen, hat sich das für die Schieflage der Verdauung ursächliche Problem nicht geändert.

HPU-Supplemente werden in seltenen Fällen nicht gut vertragen, dann gilt es, auf Citratverbindungen lieber zu verzichten. Wir empfehlen dann, eine Zinktablette einzunehmen, die z. B. magensaftresistent ist und das Zink erst im Dünndarm freisetzt, oder eine Zink-Carnosin-Verbindung. Beides geht meistens gut. Vitamin B_6 (P5P) wird dann einzeln aufgenommen und Mangan als Mangangluconat. Im Falle einer Histadelie und von schlimmen Symptomen empfehlen wir, Ärztin oder Arzt um ein Rezept für einen H2-Blocker (Famotidin) zu bitten.

Protonenpumpenhemmer werden oft als »Magenschutz« verordnet, um säurebedingten Magenschmerzen entgegenzuwirken. Sie reduzieren zuverlässig die Produktion von zu viel Säure im Magen. Präparate wie Pantoprazol u. ä. lindern zwar die Beschwerden der Betroffenen, haben aber eine entscheidende Nebenwirkung, die in der Regel weder vom Arzt noch von der Apothekerin kommuniziert wird: Durch die Einnahme dieser Substanzgruppe wird die Aufnahme von Vitamin B_{12} durch den Darm verhindert. Auch die zusätzliche Einnahme von Vitamin B_{12}, selbst in der aktiven Form und flüssig, nützt dann nichts mehr. Es muss dann gespritzt werden.

Magensäure wird mithilfe von Vitamin B_6 und Zink schon besser gebildet, damit wird die Verdauung erleichtert und die Aktivierung der Bauchspeicheldrüsen-Enzyme effektiver. Wie viel Magensäure man tatsächlich bildet, wird heutzutage kaum noch untersucht. Nur ein »Zuviel an Magensäure« scheint interessant zu sein und nur ein Reflux eine Indikation für weitere Untersuchungen. Dabei leiden die meisten Patienten unter genau dem Gegenteil. Und eine gesunde Verdauung ist so wichtig! Wenn wir unsere Lebensmittel nicht in Makronährstoffe wie Aminosäuren, Fettsäuren und Kohlenhydratmoleküle aufspalten und dann folgend auch aufnehmen können, ist es kein Wunder, wenn auch bei den Mikronährstoffen einiges im Argen liegt.

Gut, dass man Magensäure in Kapselform kaufen kann. Wir empfehlen HCl-plus von Biotics. Es sind kleine Tabletten, die sich auch teilen lassen. Mit ihrer Hilfe lässt sich herausfinden, wie viel Magensäure fehlt. Man startet mit einer Tablette zur Mahlzeit oder z. B. nur zum warmen Essen und steigert die Dosis langsam. Wenn man säurebedingte Beschwerden bekommt, weiß man, dass das zu viel war, und reduziert die Dosis wieder um eine halbe Tablette. Das sollte dann die richtige Menge sein. Mit dieser Möglichkeit lässt sich zum einen herauszufinden, ob ein Mangel an Magensäure Ursache für die Beschwerden ist, und es lässt sich die Nährstoffaufnahme verbessern und physiologisch auf das Darmmilieu einwirken.

Da ein Magensäuremangel oft jahrelang unerkannt besteht, kann es durchaus sinnvoll sein, eine Weile oder auch dauerhaft Enzyme einzunehmen. Nicht wenige Patientinnen und Patienten entwickeln nach einiger Zeit eine Schwäche der Bauchspeicheldrüse. Enzyme oral einzunehmen entlastet dann das Pankreas und hilft den Patientinnen und Patienten ebenfalls, sich besser mit Mikro- und Makronährstoffen zu versorgen.

Refluxbeschwerden kommen auch bei HPU-Patienten in den allermeisten Fällen durch ein Histaminproblem vor. Dann ist die bessere Wahl, die Säureproduktion mit einem Antihistaminikum, einem H2-Blocker, zu hemmen. Der Vorteil ist, dass die Vitamin-B_{12}-Aufnahme so evtl. weniger be-

Die fünf Säulen der Therapie

Unserer Erfahrung nach sollte die Therapie aus bis zu fünf gleichberechtigten Säulen bestehen.

1.	2.	3.	4.	5.
HPU-Therapie: Zink, aktives Vitamin B6 [P5P] und Mangan	Therapie der Stressachse, wenn nötig: z. B. Schilddrüsenhormone, Unterstützung der Nebennieren	Beachten von Nahrungsmittelunverträglichkeiten	Entfernen von Schadkeimen: natürliche oder pharmakologische Antibiose oder Antimykose, antiparasitäre Therapie, wenn nötig	Aufbau der Darmflora mit Leitkeimen und Schleimhaut stärkenden Nährstoffen

Nur eine Säule allein reicht nicht aus. Eine nach der anderen anzugehen ebenfalls nicht. Dieses Konzept erfordert eine gewisse Gleichzeitigkeit.

Bei diesem Ansatz stellen sich die Therapieerfolge nicht über Nacht ein, denn bei einem sensiblen Darm ist man gut beraten, die Mikronährstoffe für den HPU-Ausgleich langsam einzuführen, bis alles gut vertragen wird und so eines auf das andere aufbauen zu lassen. Die Wirkung ist nachhaltiger und kann sich etablieren, wenn die HPU und die Stressachse mit beachtet werden.

▲ Die fünf Säulen der Therapie

einträchtigt wird und das eingenommene Medikament im Vergleich zu Protonenpumpenhemmern das Problem direkt angeht. Eine groß angelegte Studie konnte zeigen, dass die Verordnung von Protonenpumpenhemmern mit einem um 65 Prozent erhöhten Risiko für einen Vitamin-B_{12}-Mangel assoziiert war. H2-Blocker erhöhten das Risiko dagegen nur um 25 Prozent. Naturheilkundlich helfen wir mit Okoubaka, Calciumchelat, Vitamin C und Methionin.

Aufgeblähter Bauch. Die meisten HPU-Betroffenen kennen aber Sodbrennen oder Magenschmerzen nicht als chronischen Begleiter. Sie klagen eher über einen Bauch, der kurz nach dem Essen wie eine Kugel aussieht, »als wäre man im sechsten Monat schwanger«, über Blähungen und Aufstoßen. Die HPU-Mikronährstoffe Zink, Vitamin B_6 (P5P) und Mangan helfen in der Regel, diesen Zustand zu reduzieren. Der Verzicht auf Weizen oder gänzlich auf glutenhaltige Lebensmittel hilft ebenfalls und führt in der Regel schon zu einem akzeptablen Zustand.

Mit diesen Maßnahmen und einer Ernährungsumstellung auf verträgliche Nahrungsmittel ist der Bauch dann, oh Wunder, plötzlich wieder schlank. Das Wohlfühlgefühl im Bauch erleichtert so manches. Oft auch die Stimmung.

Wirksame Ernährungsregeln

HPU-Patienten profitieren in der Regel von den allgemein für HPU gültigen Ernährungsregeln: weizenfrei, kuhmilch- und kuhmilchproduktefrei (Ausnahme Butter), Ei-frei, Soja-frei, Histamin-arm und Low Carb. Erlaubt sind Dinkel sowie Schafs- und Ziegenmilchprodukte.

Fallbeispiel

Fehldiagnose ADHS

» *Emma kam mit zwölf Jahren das erste Mal in unsere Praxis. Die ärztliche Diagnose lautete ADHS. Die Impulskontrolle sei eine Katastrophe, Lese-Recht-schreib-Schwäche, Unkonzentriertheit, abendliches Einschlafen und morgendliches Aufstehen immer ein Kampf. Emma hatte Nesselsucht, die Klinik fand nichts und ein Antihistaminikum half nicht. Der Stuhlgang war unregelmäßig. Bei Emma wurde HPU nachgewiesen, also empfahlen wir die Mikronährstoffkombination aus aktivem Vitamin B_6, Zink und Magnesium. Danach ging es erst mal bergauf und wir sahen uns lange nicht.*

Zwei Jahre später gab es wieder Probleme mit Emma. Die Familie wollte nun zu einem Arzt gehen, der sie auf ADHS-Medikamente einstellen sollte, der Stress zu Hause mit dem Kind war wieder zu viel. Wir empfahlen ein Organix-Dysbioseprofil, da es ja Anzeichen für ein Problem im Darm gab, was bei sehr vielen ADHS-Patientinnen und -Patienten vorkommt.

Es zeigte sich ein deutlich erhöhter D-Arabinitol-Spiegel, was auf eine ausgeprägte Besiedlung des Darms mit dem Hefepilz Candida hinweist. Auch P-Cresol-Sulfat war erhöht – einer der giftigsten Metaboliten, die von Bakterien im Darm hergestellt werden. Studien konnten zeigen, dass p-Cresolsulfat Auswirkungen auf das Verhalten zeigt und bei ADHS häufig auftritt. Dagegen war Phenylessigsäure, die durch das Mikrobiom gebildet wird, vermindert. Niedrige Werte werden bei Depressionen beobachtet.

Wir haben Emma das Auffüllen weiterer nachgewiesener Mängel mit entsprechenden Mikronährstoffen (Vitamin D_3 und B_{12} sowie Magnesium) und eine Darmsanierung empfohlen. Als wir uns wiedersahen, berichtete Emmas Mutter, dass die ADHS-Medikamente wirkungslos gewesen seien, es aber besser werde, seit sie unseren Empfehlungen folge. Emma sei ruhiger, konzentrierter, weniger reizbar und impulsiv. In der Stuhlprobe waren Candida und die giftigen Bakterienmetaboliten nicht mehr nachweisbar. Es ist noch nicht alles perfekt im Darm, aber doch schon viel besser! «

Kohlenhydratarm essen

Low Carb steht für einen möglichst geringen Anteil von Kohlenhydraten an der Ernährung. Wir empfehlen ausdrücklich *nicht* No Carb, denn Kohlenhydrate sind wichtig für den HPU-Stoffwechsel. Sie helfen auch bei der Aktivierung des Schilddrüsenhormons T3. Vielleicht kennen Sie dieses typische Symptom: Ihre Hände und Füße sind vor dem Essen eiskalt, aber nach dem Essen ist alles wieder schön warm. Blutzucker hilft dabei, das Speicherhormon T4 in das aktive Hormon T3 umzuwandeln. Kohlenhydrate sind also wichtig. Ein Entzug ist Stress für den Körper und triggert die HPU, er kann sogar Porphyrie-Attacken auslösen.

Die Königsdisziplin besteht darin, möglichst wenige Schwankungen im Blutzuckerspiegel zu haben. Dann sind das Gehirn und alle Organe bestens versorgt und die Nebenniere bekommt keinen Stress. Auch die Leber ist entlastet.

All das kann man selbst für seine Gesundheit tun. Permanent Kohlenhydrate aufzunehmen – aus Nudeln, Pizza oder Süßigkeiten – ist lebensgefährlich! Natürlich nicht sofort, aber schon früh zeigen sich Symptome wie geringe Leistungsfähigkeit, geringe Stresstoleranz, Angst und Panik. Dies sind noch Kleinigkeiten im Vergleich zu den langfristigen Folgen!

Sehr viel besser ist die Klasse der kohlenhydrathaltigen Lebensmittel, die eine niedrige glykämische Last haben (siehe Kapitel »Glykämischer Index und glykämische

Unsere Empfehlung: keine Waffeln!

Das beste Beispiel sind immer wieder Reiswaffeln. Nicht nur, dass sie oft über die Maßen mit Aluminium und Arsen belastet sind, sie sind auch »High Carb«, haben nicht nur einen hohen glykämischen Index, sondern auch eine extrem hohe glykämische Last (siehe Kapitel »Glykämischer Index und glykämische Last«, Seite 64). Nur Hirse, Cornflakes und Couscous liegen höher. Dagegen ist selbst ein Weizenbrötchen harmlos! Das heißt, Reiswaffeln treiben den Blutzuckerspiegel nach oben.

Oft wird mit dem Verzehr von Reiswaffeln eine ganz unerfreuliche Kaskade in Gang gesetzt, die vieles, was vorher schon kaum erträglich war, noch verschlimmert. Patientinnen und Patienten, die Reiswaffeln als verträgliche Alternative essen, erfahren zunächst tatsächlich erst einmal eine gefühlte Entlastung. Die Waffeln werden leichter verdaut und Beschwerden nach dem Essen bleiben aus. Auch etwas Energie ist wieder da.

Im Stoffwechsel aber verursacht der stark schwankende Blutzuckerspiegel massiven Stress für die Nebenniere, die durch die häufige Ausschüttung von Cortisol im Unterzucker weiter geschwächt wird. Die Leber hat kaum noch Zeit, Glykogenreserven aus Kohlenhydraten aufzubauen, geschweige denn, sich um Giftstoffe zu kümmern. Sie hat genug mit dem Blutzuckermanagement zu tun. Durch die Erschöpfung der Nebenniere und die gestresste Leber vertragen die Betroffenen zunehmend weniger Nahrungsmittel. Ihr Ernährungsspektrum wird immer enger.

Last«, Seite 64). Kohlenhydrathaltiges, das zu dieser Klasse gehört, lässt den Blutzuckerspiegel nur langsam anfluten und damit über einen längeren Zeitraum versorgend wirken. In der Folge muss weniger Insulin ausgeschüttet werden und der Blutzucker bleibt also über einen längeren Zeitraum stabil. Das ist das, was wir wollen. Also: Kohlenhydrate ja, aber in Maßen, nicht in Massen und dann bitte am liebsten die »guten«.

Präbiotioka

Lassen Sie uns noch einen konkreten Blick auf sogenannte Präbiotika werfen. Als Präbiotika wird kurz gesagt mögliches Futter für die Darmbakterien bezeichnet. Präbiotioka sind eine spezielle Art von Ballaststoffen, die nützlichen Mitbewohnern als Energiequelle dienen. Es sind unverdaubare Bestandteile von Lebensmitteln, die ihren Wirt günstig beeinflussen, indem sie Wachstum und/oder Aktivität einer oder mehrerer Bakterienarten im Dickdarm gezielt anregen und so die Gesundheit des Wirts verbessern. Aus den Präbiotika stellen die Bakterien kurzkettige Fettsäuren her, wie zum Beispiel Butyrat (Seite 53).

Galakto-Oligosaccharide (GOS) und Maisdextrin (ist glutenfrei) sind in der Regel gut verträglich. Die bekanntesten Präbiotika Frukto-Oligosaccharide (kurz FOS) oder Inulin dagegen sind zwar sehr natürlich (für zahlreiche Pflanzen sind sie ein Reservekohlenhydrat), werden von vielen HPUler*innen aber nicht vertragen. Das ist in der Regel dann der Fall, wenn eine Fruktose-Malabsorption besteht und bekannt oder unerkannt eine Schilddrüsenstörung vorliegt.

Akazienfasern gehören ebenfalls zu den Präbiotika. Vor allem die butyratbildenden Bakterien mögen sie gerne. Auch aus HPU-Sicht spricht nichts gegen ihre Verwendung.

Flohsamenschalen können helfen, die Darmperistaltik und die Stuhlhäufigkeit anzuregen. Sie zählen nur im weiteren Sinne zu Präbiotika, sind aber dennoch für unser Mikrobiom und die Zusammenstellung günstig, da sie viel Wasser binden, quellen und dadurch sanft in Bereiche vordringen, die anders vielleicht nicht erreicht werden.

In der Praxis greifen wir in der Regel auf Probiotika ohne Präbiotika zurück. Die meisten Produkte, die auch Präbiotika enthalten, enthalten die für viele HPUler*innen nicht gut verträglichen FOS oder Inulin. Wir empfehlen in der Regel Mikrobio protekt, Enterobact protect oder Darmflora plus Select. Eine Ausnahme ist für Histaminpatientinnen und -patienten das Probio Histamed. Hier ist neben histaminarmen Laktobazillen auch Maisdextrin enthalten.

Wohin wollen wir?

Im Film »Der letzte Kaiser« geht es im alten China um die Krönung des gerade einmal zweijährigen Puyi. Der kleine Junge hat mehrere Leibärzte, die sich jeden Tag um den Topf versammeln, in dem der kleinen Kaiser seine Hinterlassenschaften getätigt hat. Nach ausreichender Begutachtung werden das Menü oder Zusatzmittel für Puyi angepasst. Die Ärzte entscheiden, was die Köche zubereiten sollen. Was mit diesem einen Bild sofort klar wird: Die Ärzte beurteilen die Gesundheit des kleinen Kaisers mithilfe der Exkremente. An der Beschaffenheit des Stuhls wird abgelesen, wie es dem klei-

Butyrat

Schauen wir uns Butyrat kurz genauer an, denn es ist ein wahrer Tausendsassa. Und ganz ehrlich: Es ist eine der wichtigsten Substanzen, um einen schwächelnden, zu Durchfall tendierenden HPU-Darm zu heilen.
Salze oder biochemisch gesehen sogenannte Ester der Buttersäure werden Butyrate genannt. Sie werden im Dickdarm aus präbiotischen Kohlenhydraten durch Bakterien der gesunden Dickdarmflora gebildet. Als kurzkettige Fettsäuren verschieben sie den pH-Wert in den sauren Bereich. Dadurch wird das Milieu für Salmonellen und andere obligat pathogene Erreger ungünstig. Buttersäure dient der Dickdarmschleimhaut als Hauptenergiequelle. Zahlreiche Studien belegen ihre antientzündlichen und antikanzerogenen Eigenschaften. Sogar positive Effekte außerhalb des Darmes werden diskutiert.
So konnte gezeigt werden, dass Butyrate sich bei Hämoglobinopathien, genetischen Stoffwechselstörungen, Hypercholesterinämie, Insulinresistenz und sogar Schlaganfall gesundheitsfördernd auswirken. Es wird angenommen, dass der positive Effekt durch den Einfluss der Buttersäure auf die Genexpression (Epigenetik) zustande kommt.
Butyrate können in Zellen, die zu schnell wachsen und zur Entartung tendieren, den Zelltod auslösen oder sie zurück in die Differenzierung treiben. Butyrate wirken sich damit protektiv gegenüber Dickdarmkrebs und chronisch-entzündlichen Darmerkrankungen aus. Sie gehören für uns zu einer guten Darmsanierung und zur Behandlung eines »Leaky-Gut-Syndroms« einfach dazu.

nen Kaiser geht. Da alle wollen, dass er gesund ist und sich hervorragend entwickelt, wird auf den Zustand seines Darmes viel Wert gelegt.

Daran angelehnt, geben wir den Patientinnen und Patienten in der Praxis ein einfaches Bild an die Hand: »Kacken wie ein kleiner Kaiser«. Da wollen wir hin. Das, was hinten rauskommt, soll geformt, soll eine Wurst sein. Es soll eine »normale« braune Farbe haben, also nicht gelblich oder zu hell sein, aber auch nicht zu dunkel. Der Stuhlgang soll leicht und täglich erfolgen und zwar riechen, aber nicht stinken. Genauso wie bei einem kleinen Kaiser oder einer kleinen Kaiserin.

Für uns ist das heute fast schon ungewöhnlich. Durchfall nach dem Essen, Blähungen, Völlegefühl und Reizdarm sind so normal geworden, dass es uns nicht weiter beunruhigt. Erst wenn es gar nicht mehr anders geht, wachen wir auf und wollen dann etwas verändern. Die Zusammenhänge mit unserem Essverhalten zu sehen, ist unerlässlich, wenn wir dauerhaft Erfolg und Gesundheit haben wollen.

Behandlung einzelner Beschwerden

Die Ursache abzustellen ist immer am wirkungsvollsten. Doch wie die einzelnen Beschwerden lindern? Was funktioniert? Hier ein paar Tipps.

Reflux

- Gesteinsmehle (Bentonit, Zeolith) können einen Teil der Magensäure abfangen.
- Lecithin schützt die Schleimhaut.
- Lassen Sie sich ein Rezept für H2-Blocker ausstellen. Sie helfen in hartnäckigen Fällen und bei Histapenie/Histadelie.
- Eibischtee beruhigt gereizte Schleimhaut.
- Ist ein H. pylori nachgewiesen, muss dieser behandelt werden: Brokkolipulver unterstützt naturheilkundlich die antibakterielle Therapie und Lactoabacillus reuteri als Probiotikum die Wiederherstellung der natürlichen Flora.

Oberbauchschmerzen rechts

- Taurin (Aminosäure) fördert den Gallenabfluss.
- Auch Curcuma oder Glutathion helfen.
- Mariendistel und Artischocke sind pflanzliche Unterstützer.
- Leberwickel, das alte Hausmittel, fördert die Durchblutung und damit den Stoffwechsel des Organs. Ein Heizkissen hat nicht denselben Effekt! Der Leberwickel ist feuchte Wärme, das Heizkissen dagegen trockene. Letztere geht nicht so tief ins Gewebe.

Bauchschmerzen und heller, breiiger Stuhl

- Meiden Sie unverträgliche Nahrungsmittel.
- Achten Sie auf einen adäquaten HPU-Ausgleich (also Zink, Vitamin B_6 und Mangan).
- Bei zu wenig Magensäure: Berbercap enthält HCL (Magensäure) und Berberin (antiparasitär).
- Bei Verdacht auf Parasiten: BioPara von Biotics.

Durchfall

- Die Einnahme von Enzymen zur Mahlzeit und eines Probiotikums zur Nacht (z. B. Mikrobio protekt) tut in der Regel sehr gut. Nicht jeder Patient verträgt Präbiotika im Probiotikum. Menschen, die unter einer Fruktose-Malabsorption leiden, sollten in jedem Fall Präbiotika meiden und nur Probiotika (Seite 52) einnehmen.
- Butyrat bietet einen sehr guten Schleimhautaufbau.

Verstopfung

- Magnesium und Vitamin C wirken bei Überdosierung abführend. Hier lässt sich also herausfinden, welche Menge den Stuhl weicher werden lasst. Die normale tägliche Dosierung für Magnesium beträgt 300 mg für Erwachsene. Männer tolerieren höhere Dosen Vitamin C (1–2 g), Frauen eher weniger (500 mg–1 g).
- Kalium- oder ein Vitamin-B_1-Mangel können ebenfalls zu einer Verstopfung führen.
- Schilddrüsenunterfunktion: Wenn Ihre Laborwerte beim Hausarzt stimmen und Sie dennoch den Verdacht einer Schilddrüsenfehlfunktion haben, empfehlen wir den T3/T4-Urintest beim Labor KEAC.

Blähungen

- Unverträgliche Nahrungsmittel meiden. Evtl. labortechnisch untersuchen, welche Art die Dysbiose ist und ob z. B. Clostridien überwuchern.
- Enzyme können erste Abhilfe schaffen, z. B. Oligase (Apotheke) zur besseren Verdauung von Hülsenfrüchten und Getreide. Enzym-Komplex DI als kraftvolle Verdauungshilfe, Daozym, um Histaminhaltiges leichter abzubauen. KREON (Apotheke) bei nachgewiesener Pankreasschwäche.

Candida/Hefepilze

- Naturheilkundliche Nahrungsergänzungsmittel, die das Wort »Candi« im Namen tragen.
- Propolis oder Teebaumölkapseln (z. B. Melaleuca von Sana Intest)
- Oreganoöl (z. B. ADP von Biotics).
- Pau Darco oder Neem können ebenfalls hilfreich sein.
- Nystatin bei nachgewiesenem Candida gibt es rezeptfrei in der Apotheke.

Clostridien/Eiweißfäulnis

- Teebaum- oder Oregano-Öl-Kapseln oder die Kombination von beiden nutzen wir auch hier, da pflanzliche Präparate in der Regel ein breites Wirkungsspektrum haben.
- Einen Biofilm brechen wir mit einem Enzympräparat auf, das 20 Minuten vor der Mahlzeit eingenommen wird. Dann haben es Teebaumöl- oder Oregano-Öl-Kapseln leichter, ihre Wirkung zu entfalten.

Histapenie

Histaplus (Heidelberger Chlorella) oder Pro-His (KEAC): Das sind Kombinationen, die helfen, den Histaminspiegel sanft anzuheben. Wählen Sie entweder das eine oder das andere Präparat und nehmen Sie eine Kapsel direkt vor dem Schlafengehen. Zwei Monate sind in der Regel ausreichend.

Histaminintoleranz

- Ein Calciumchelat (z. B. Calcium Sandoz forte, Apotheke) oder Di-Calcium-Malat (von Centrosan) plus die Aminosäure Methionin und Vitamin C senken effektiv den Histaminspiegel (z. B. Hista Minus).
- Auch Quercetin kann hilfreich sein.

Fruktose-Malabsorption

- Zink sowie die aktive Form der Aminosäure Tryptophan (5HTP, z. B. N-Griffonia). Wir verwenden nicht die herkömmliche Form, da sie von einigen Bakterien zu Gärungsprozessen genutzt werden kann.

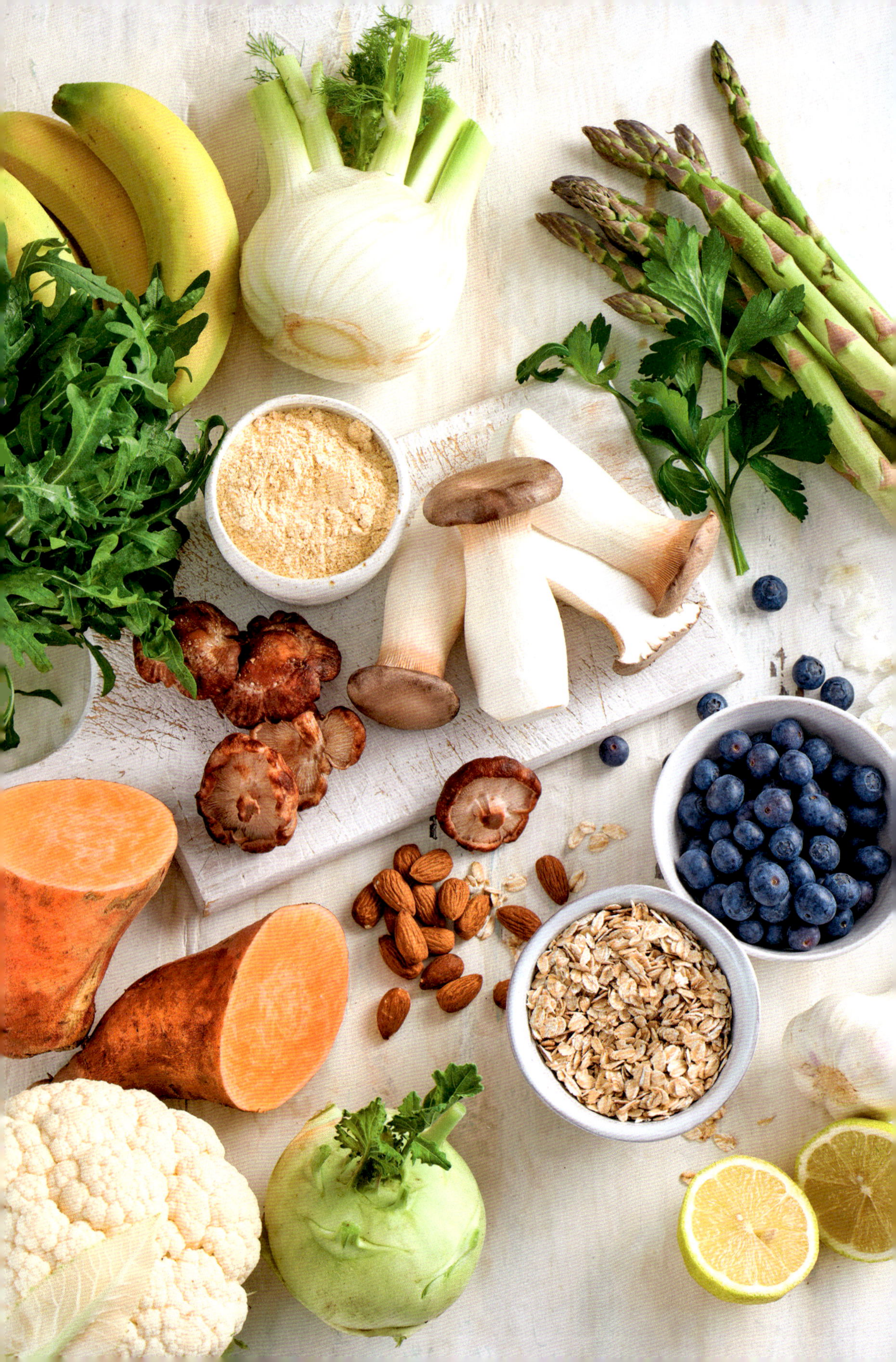

Kleine Ernährungslehre

Bevor es ans Kochen geht, wollen wir uns einzelne Nährstoffe genauer ansehen. Denn was in die Töpfe und Pfannen kommt, soll uns ja gut nähren.

Makronährstoffe

Makronährstoffe sind die Grundlage jedes Lebensmittels. Sie liefern die Energie, die unser Körper zum Leben braucht. Zu ihnen zählen Kohlenhydrate, Proteine und Fette.

Unsere körpereigenen Strukturen und unser Stoffwechsel brauchen und verbrauchen jeden Tag Nährstoffe. Damit ist klar, welche essenzielle Rolle die Makronährstoffe in unserem Leben spielen und wie wichtig uns die Aufnahme qualitativ guter Lebensmittel sein sollte. Denn es gilt ganz eindeutig: »Du bist, was du isst!«

Lassen Sie uns einen Blick darauf werfen, was wir täglich in Form von Brot, Gemüse, Käse oder Fleisch so zu uns nehmen. Wir machen einen Ausflug in die Welt der Fette, Kohlenhydrate und Proteine, damit Sie verstehen, dass es vielleicht nicht unwesentlich ist, welche Qualität unsere Lebensmittel haben, die wir tagtäglich zu uns nehmen. Denn nicht nur unsere Mikronährstoffe (Mineralien, Spurenelemente und Vitamine) sind wichtig – Bausteine unserer Körperstrukturen sind und bleiben die Makronährstoffe. Unerwähnt lassen wir die sekundären Pflanzenstoffe, es würde den Rahmen dieses Buches sprengen. Als »sekundäre Pflanzenstoffe« werden bis zu 100 000 pflanzliche Substanzen zusammengefasst, von denen immerhin 5000 bis 10 000 in unserer Nahrung vorkommen.

Fette

Fette waren lange als Dickmacher und Ursache für Herzerkrankungen in Verruf. Unser Körper braucht sie aber genauso wie Eiweiße und Kohlenhydrate, wie Vitamine, Mineralien und Spurenelemente. Für den Aufbau von Zellwänden (Zellmembranen) und für unser zentrales Nervensystem sind sie unverzichtbar. Unser Gehirn besteht zu 50 bis 60 % aus Fettsäuren, 35 % davon wiederum sind mehrfach ungesättigte Fettsäuren. Auch für die Aufnahme und Verarbeitung der Vitamine E, D, K und A sind Fette unerlässlich, da diese Vitamine fettlöslich sind. Fette sind der Energieträger Nummer eins und liefern mit neun Kilokalorien pro Gramm mehr als doppelt so viel Energie wie Eiweiße oder Kohlenhydrate (je vier Kilokalorien pro Gramm).

Fettsäuren

Fett ist jedoch nicht nur Energieträger. Da jede einzelne Zelle, egal wo in unserem Körper, von einer sogenannten Lipiddoppelschicht umgeben ist, sind sehr gute Fettsäuren extrem wichtig in unserer Ernährung. Ohne sie kann der Körper nichts reparieren, die Zellen sind nicht gut beweglich und ihre Wände nicht so gut durchlässig für Nährstoffe.

Fettsäuren werden unterteilt in gesättigte, einfach ungesättigte und mehrfach ungesättigte Fettsäuren. Sie bestehen aus Ketten mit Einfach- oder Doppelbindungen. Weist die Fettsäure eine oder mehrere Doppelbindungen auf, so spricht man von einfach oder mehrfach ungesättigten Fettsäuren. Eine Fettsäure ohne Doppelbindungen ist gesättigt.

Doppelbindung, das klingt zwar besonders stabil, aber genau das Gegenteil ist der Fall. Doppelbindungen sind sehr reaktionsfreudig. Je mehr gesättigte Fettsäuren ein Fett dagegen enthält, desto fester ist es bei Zimmertemperatur.

Für unsere Gesundheit ist es wichtig, welche Fette wir zu uns nehmen. Die Qualität ist entscheidend und dabei ist die Art der Fettsäuren ein wesentliches Merkmal und es kommt auf das Verhältnis der Fettsäuren zueinander an. Ein Verhältnis von gesättigten zu ungesättigten Fettsäuren von 1:2 gilt als optimal.

Gesättigte Fettsäuren sind nicht essenziell, sie kommen überwiegend in tierischen Lebensmitteln wie Sahne, Butter, Schmalz, Fleisch und Wurstwaren vor, aber auch in Kokos- und Palmfett. Einfach ungesättigte Fettsäuren finden wir in Oliven- und Rapsöl.

Mehrfach ungesättigte Fettsäuren untergliedern sich wiederum unter anderem in Omega-6- und Omega-3-Fettsäuren. Der Körper kann bis auf zwei fast alle benötigten Fettsäuren selbst herstellen. Nur Linolsäure (LA), eine Omega-6-Fettsäure, und Alpha-Linolensäure (ALA), eine Omega-3-Fettsäure, müssen über die Nahrung aufgenommen werden, deshalb heißen sie »essenzielle Fettsäuren«. Sie sind lebensnotwendig, da sie für Wachstum und Reparatur gebraucht werden und auch zur Herstellung anderer Fettsäuren dienen.

Omega-6-Fettsäuren

Omega-6-Fettsäuren sind wichtig für Aufbau, Erhalt und Flexibilität der Zellmembranen und sie versorgen die Zellen mit Sauerstoff. Zu große Mengen begünstigen jedoch Entzündungen und können Blutgerinnsel, Arteriosklerose und Herzinfarkt fördern. Weil Omega-3- und Omega-6-Fettsäuren um die gleichen Stoffwechselvorgänge konkurrieren, bewirkt ein Übermaß an Omega-6-Fettsäuren eine Blockade von Omega-3-Fettsäuren. Damit wird die entzündungshemmende Wirkung von Omega-3-Fettsäuren verhindert.

Bei unseren Ernährungsgewohnheiten sind wir mit Omega-6-Fettsäuren überversorgt. Im Durchschnitt liegt das Verhältnis von Omega-6-Fettsäuren zu Omega-3-Fettsäuren in der westlichen Welt heute bei 20:1; laut der Deutschen Gesellschaft für Ernährung sollte es aber idealerweise bei etwa 5:1 liegen. Omega-6-Fettsäuren und Omega-3-Fettsäuren sind gleichermaßen wichtig, aber im richtigen Verhältnis und Maß.

Für ein gutes Fettsäureverhältnis sollten Sie vor allem auf Sonnenblumen- und Distelöl verzichten, denn diese Öle haben einen besonders hohen Anteil von Omega-6-Fettsäuren. Linolsäure (LA) finden Sie in Soja-, Maiskeim- und Olivenöl sowie in Sesam, Schwarzkümmel, Pinien- und Sonnenblumenkernen. Auch Wal-, Pekan-, Paranüsse, Hanf oder Avocado enthalten vergleichsweise viel von dieser Linolsäure.

Umbau in Gamma-Linolensäure bei HPU
Aus Linolsäure können wir Gamma-Linolensäure (GLA) herstellen. GLA ist auch in Hanf-, Granatapfel-, Borretsch- und Nachtkerzenöl enthalten. Man verwendet sie oft in der Medizin. Der Umbau kann jedoch gestört sein, wenn es zu Mängeln bei Vitamin B_6, Zink, Eisen oder Magnesium kommt. Auch an dieser Stelle ist also der HPU-Stoffwechsel besonders!

Unsere Empfehlung: wertvolle Fette und Öle

- Mehrfach ungesättigte Fettsäuren: Nussöle
- Einfach ungesättigte Fettsäuren: Olivenöl
- Gesättigte Fettsäuren: Kokosöl oder Kokosbutter

Achten Sie bei Öl immer darauf, dass es möglichst frisch ist und schnell verbraucht wird. Ranzige Öle sind ungesund, da die Fette darin zum Teil oxidiert sind. Vitamin E im Öl schützt eine gewisse Zeit vor Oxidation, aber nicht ewig. Deswegen lieber eine kleinere Flasche kaufen und in den Kühlschrank stellen. Öle lassen sich zum Lagern auch gut einfrieren.

Omega-3-Fettsäuren
Diese haben eine durchweg protektive Wirkung auf unser Herz-Kreislauf-System, den Blutzucker und die Psyche. Sie sind entzündungshemmend, Bestandteil aller Zellen, auch derer von Haut und Haaren.

Der Grundbaustein einiger Omega-3-Fettsäuren ist die Alpha-Linolensäure (ALA). Sie ist essenziell, muss also von außen zugeführt werden und kommt zumeist in Pflanzen vor wie Leinsamen und daraus hergestelltem Leinöl, in Chia-Öl oder Walnüssen. Eicosapentaensäure (EPA) und Docosahexaensäure (DHA) sind meist tierischen Ursprungs, sie kommen in fettem Seefisch, aber auch in Algenöl vor.

Umbau in EPA und DHA bei HPU
Der Körper kann die beiden Omega-3-Fettsäuren EPA und DHA aus ALA herstellen, wenn ausreichend Vitamin B_6, Zink und Magnesium vorhanden sind. Bei HPU ist dies nicht der Fall, deshalb profitieren HPUler*innen in der Regel zumindest zeitweise von der Supplementierung dieser Fettsäuren in Form von Algen- oder qualitativ hochwertigem Fischöl. Den Verzehr von Seefisch können wir nicht mehr empfehlen. Selbst bei Patientinnen und Patienten, die nur einmal in der Woche Seefisch essen, sehen wir erhöhte Quecksilberwerte im Blut.

Ursachen für eine schlechte Verfügbarkeit von Omega-3-Fettsäuren

Die Umwandlung von ALA zu EPA und DHA ist von verschiedenen Faktoren abhängig und manchmal mit Komplikationen verbunden. Die Anwesenheit bestimmter Mikronährstoffe und das schon erwähnte Fettsäureverhältnis spielen dabei eine Rolle. Bei zu viel Omega-6-Fettsäuren wird die Umwand-

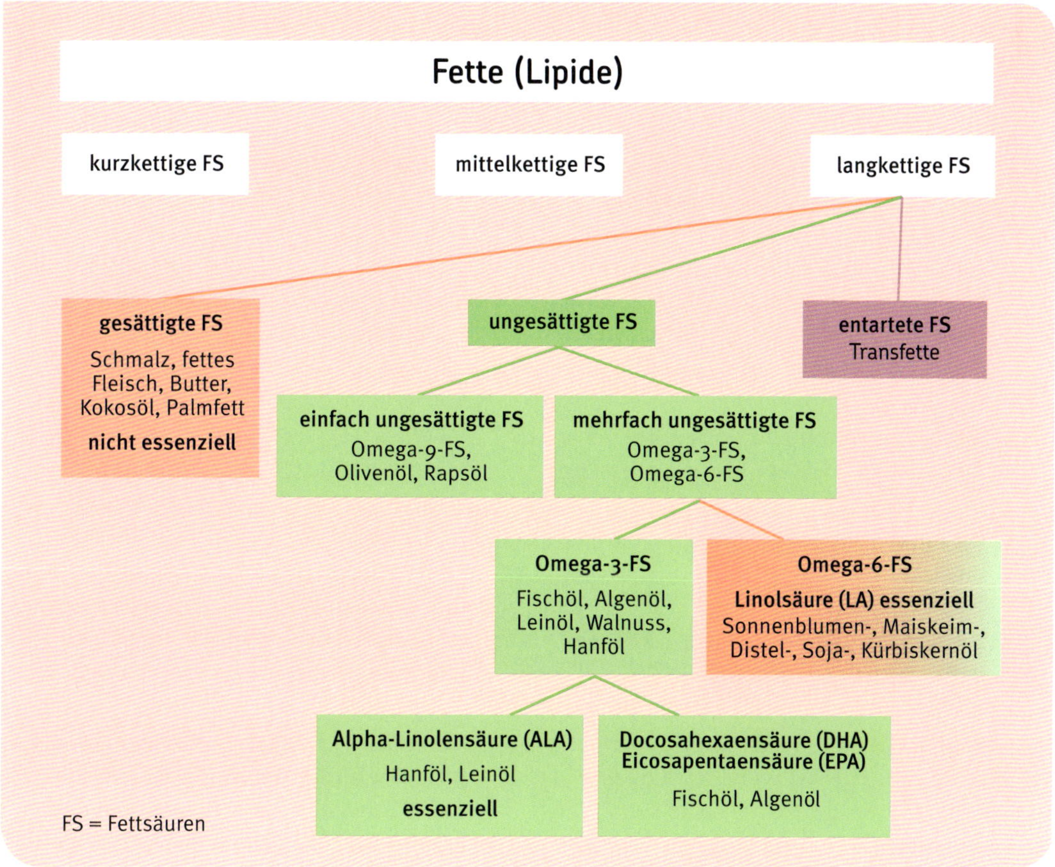

Systematik der Fette

lung gehemmt, während gesättigte Fettsäuren die Umwandlung sogar zu verbessern scheinen. Ebenfalls ungünstig sind Rauchen, chronische Erkrankungen – und ein männliches Geschlecht: Bei Frauen im gebärfähigen Alter ist die Umwandlungsrate 2,5-fach höher als beim Mann.

Sind Trans-Fettsäuren »Killerfette«?

Trans-Fettsäuren entstehen, wenn ursprünglich gesundes pflanzliches Öl industriell gehärtet wird oder hitzelabile Öle längere Zeit sehr stark erhitzt werden. Aus flüssigen Ölen sollen streichfähige Fette werden, die auch länger haltbar sind, z. B. Margarine. Trans-Fettsäuren erhöhen das »böse« LDL-Cholesterin im Körper. Sie haben einen ungünstigen Einfluss auf den Cholesterinspiegel und erhöhen das Herzinfarktrisiko. Wenn Trans-Fettsäuren in die Zellmembranen eingebaut werden, verhärten sich die Zellen, die Zellmembranen werden starr und der Stoffaustausch kann nicht mehr so einfach erfolgen. Das ist ungesund und lässt uns schneller altern.

Trans-Fettsäuren stecken in vielen Fertigprodukten: Chips, Keksen, Pommes, Tiefkühlpizza, Berlinern, Blätterteig, Fertigsuppen, Frühstücksflocken, Müsliriegeln, Popcorn, industriellen Backwaren, Wurst und Bratensaucen. Schon fünf Gramm Trans-Fettsäuren täglich erhöhen das Risiko für Herzinfarkte um 25 Prozent. Diese Menge kann schon in einer Portion Pommes oder einem Berliner stecken.

Erhitzen von Fetten

Wie viel Hitze ein Öl verträgt, hängt von seiner Beschaffenheit ab. Je mehr gesättigte Fettsäuren es enthält, desto höher liegt der sogenannte Rauchpunkt. Öle mit sehr vielen ungesättigten Fettsäuren werden schon ab 130 °C in Transfette umgewandelt.

Meiden Sie deshalb die oben schon genannten Produkte und verwenden Sie zum Braten hitzestabile Öle oder Fette. Achten Sie darauf, Öl nicht so stark zu erhitzen, dass es qualmt.

Geeignet sind: Butterschmalz, Ghee (geklärte Butter), Kokosfett, Olivenöl (vorsichtig erwärmen – natives Olivenöl extra kann bis ca. 180 °C erhitzt werden). Natives Olivenöl extra ist für die kalte und warme Küche das beste Universalöl. Butter sollte beim Erhitzen nicht braun werden, damit sie nicht oxidiert. Bratfett sollte nie mehrfach verwendet werden. Beides ist gesundheitsschädlich.

Kohlenhydrate

Kohlenhydrate sind Energielieferant Nummer eins. Unser Gehirn und unsere Muskeln lieben den Zucker, zu dem Kohlenhydrate im Körper angebaut werden. Sie bestehen aus einzelnen Zuckermolekülen, die entweder in freier Form oder miteinander verbunden vorkommen können – daher spricht man von Einfach- oder Mehrfachzuckern. Kohlenhydrate sind Energielieferant Nummer eins. Unser Gehirn und unsere Muskeln lieben den Blutzucker, der aus Kohlenhydraten gebildet wird.

Gespeichert werden Zucker bzw. Kohlenhydrate in Form von Glykogen in der Leber und in den Muskeln selbst. Überschüssige Kohlenhydrate werden in Fett umgewandelt und auf diese Weise gespeichert.

Einteilung der Kohlenhydrate

- Einfachzucker: Glukose, Fruktose, Galaktose
- Zweifachzucker: Saccharose, Laktose, Maltose
- Mehrfachzucker: Stärke (in Pflanzen), Glykogen (im tierischen Organismus)

Einfachzucker (Monosaccharide)
Diese Zucker müssen nicht gespalten werden, sondern werden direkt ins Blut aufgenommen.

Galaktose ist eine insulinunabhängige Energiequelle für das Gehirn. Sie ist also sehr wertvoll, wenn das Gehirn auf Hochtouren arbeiten soll. Für Patienten mit neurodegenerativen Erkrankungen sehr geeignet, da sie oft auch Insulinresistenzen zeigen.

Zweifachzucker (Disaccharide)

- Saccharose (Rohrzucker) = Glukose + Fruktose
- Laktose (Milchzucker) = Glukose + Galaktose
- Maltose = Glukose + Glukose

Die Verdauung der Disaccharide läuft etwas langsamer als die der Monosaccharide, aber immer noch schnell.

Mehrfachzucker (Polysaccharide)
Viele hundert bis tausend Einfachzucker hängen in langen Ketten aneinander. Aus vielen Zuckerketten können sich Netze bilden.

- Glykogen: Speicherform in tierischen Lebewesen
- Stärke, Cellulose: Speicherform in pflanzlichen Lebewesen

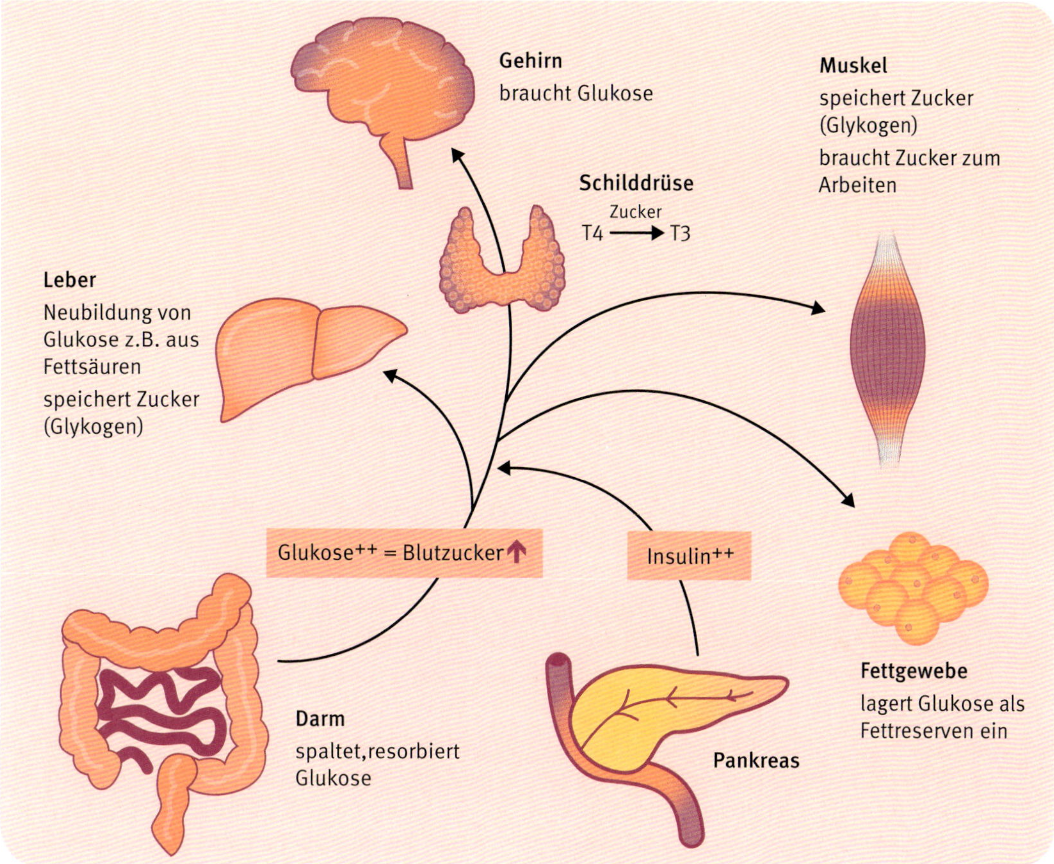

Weg des Zuckers aus der Nahrung

Ballaststoffe
kommen vor allem in Obst, Gemüse, Vollkornprodukten, Hülsenfrüchten, Nüssen, Samen und Pilzen vor. Es sind unverdauliche Polysaccharide. Manche binden große Wassermengen und dienen somit als Quellstoffe. Unsere Darmbakterien lieben Ballaststoffe, denn sie dienen ihnen als Futter. Ballaststoffe erhöhen das Stuhlvolumen und verbessern die Darmbewegungen, was Abtransport und Ausscheidung fördert.

Der Verdauungsprozess hingegen bei verdaulichen Polysacchariden ist sehr komplex und langwierig. Die entstehenden Einfachzucker werden nur sehr langsam in den Blutkreislauf abgegeben und lassen so den Blutzuckerspiegel auch nur langsam ansteigen.

Der Blutzuckerspiegel

Die Bauchspeicheldrüse gibt die wichtigen Hormone für die Regulierung des Blutzuckers und die Enzyme zur Verdauung ab. Das Schlüsselorgan in Sachen Blutzuckerspiegel ist aber die Leber, sie hat die zentrale Funktion bei der Blutzuckerregulation inne.

Die Aufnahme von Kohlenhydraten erfolgt über die Nahrung meist stoßweise, damit steigt der Blutzuckerspiegel. In Phasen sportlicher Aktivität oder hoher Konzentration wird viel Zucker verbrannt und der Blutzuckerspiegel fällt wieder ab. Unsere Leber sorgt zusammen mit den Hormonen der Bauchspeicheldrüse und der Nebenniere für Ausgleich und somit ständige Bereitstellung. Sie versorgt den Körper mit dem gespeicherten Zucker in Form von Glykogen oder bildet in Hungerperioden aus gespeicherten Fettsäuren wieder Glukose.

Ist der Blutzuckerspiegel hoch, schüttet das Pankreas Insulin aus, um die Glukose in die Zellen zu schleusen, sie dort in die Speicherform Glykogen umzubauen und zu speichern. Ist der Blutzuckerspiegel zu niedrig, werden von der Bauchspeicheldrüse und der Nebenniere Hormone gebildet, um Glykogen aus den Depots der Leber und Muskeln freizusetzen und den Blutzuckerspiegel wieder zu erhöhen.

Die maximale Speicherfähigkeit der Leber beträgt 150 Gramm Glykogen, die fast vollständig anderen Organen, besonders dem Gehirn, zur Verfügung gestellt werden können. Doch je mehr Zucker oder je mehr Kohlenhydrate Sie konsumieren, desto mehr Mikronährstoffe werden zu ihrer Verstoffwechselung gebraucht. Allen voran Zink, Magnesium und B-Vitamine. Die Insulinresistenz, die zu Diabetes Typ 2 führt, resultiert unter anderem aus einem Mangel an Mikronährstoffen und daraus, dass der Körper mit den vielen Kohlenhydraten überfordert war. Die gute Nachricht ist aber, dass man einiges an Stoffwechselimbalancen wieder ins Lot bringen kann. Die Selbstheilungskräfte des Körpers sind enorm. Ernährungsumstellung bedeutet in dem Fall nicht, die Keksdose von links nach rechts neben dem Computer zu stellen!

Unsere Empfehlung: Vorsicht bei Unterzuckerung

Bei Unterzuckerung sollten Sie nie zu Traubenzucker oder Fruchtzucker greifen! Der Blutzucker erhöht sich dadurch zwar rasch, aber nach dieser kleinen Verbesserung wird viel Insulin ausgestoßen, dass den Blutzucker in die Zellen schleust und damit eine Verschlimmerung bewirkt.
Um den Blutzucker wieder zu stabilisieren, ist Deftiges mit Kohlenhydraten besser geeignet, zum Beispiel ein Brot mit Butter und Käse bzw. Wurst o. Ä.

Glykämischer Index und Glykämische Last

Der glykämische Index (GI) gibt an, wie stark die Kohlenhydrate eines Lebensmittels den Blutzuckerspiegel erhöhen, also wie *schnell* der Insulinspiegel ansteigt. Als Referenzwert für den GI gilt die Wirkung von reinem Traubenzucker, der den schnellsten Blutzuckeranstieg unter allen Lebensmitteln verursacht. Je niedriger der GI ist, desto je langsamer steigt das Insulin.

Die glykämische Last (GL) gilt als Indikator für den ausgelösten Insulinbedarf, also *wie viel* Insulin ausgeschüttet wird. Sie ist noch wichtiger als der GI, denn sie ermittelt nicht nur die Qualität der Kohlenhydrate, sondern auch die zugeführte Menge an Kohlenhydraten im Lebensmittel pro 100 Gramm. Die GL ist somit das Produkt aus GI und der konsumierten Menge. Der GI von Möhren und Baguette ist identisch, der GL von 100 Gramm Baguette entspricht aber dem von 700 Gramm Möhren!

Lebensmittel mit sehr hoher GL sollten Sie meiden, nur selten in kleinen Mengen verzehren oder sie fermentieren (Seite 78), soweit das möglich ist. Dann haben die Bakterien einen Großteil der Kohlenhydrate verstoffwechselt. Eine andere Möglichkeit ist die Bildung von resistenter Stärke, die nicht vom Körper aufgenommen wird. Sie entsteht, wenn kohlenhydratreiche Lebensmittel wie Kartoffeln und Nudeln gekocht und

Unsere Empfehlung: damit Essen uns nicht krank macht

Die Qualität unserer Lebensmittel entscheidet mit über unsere Gesundheit und auch über unsere Heilung. Der Körper kann aus schlechten Lebensmitteln (die mit Konservierungs- und Farbstoffen gespickt und mit Herbiziden und Schwermetallen belastet sind) kaum was Gutes herstellen. So vieles, was als Lebensmittel angeboten wird, kann eher krank als gesund machen. Warum muss Nahrung billig sein? Sollte sie nicht lieber wertvoll und nährend sein und nachhaltig produziert? Die Basis einer guten Gesundheit ist Ernährung. Das gilt für HPU-Patientinnen und -Patienten noch viel mehr, da diese auf so viele Giftstoffe in der Ernährung reagieren und deutlich schlechter schädigende Substanzen entgiften können. Vorbeugen ist dabei besser als heilen. Sie haben es selbst in der Hand.

mindestens zwölf Stunden abgekühlt wurden. Dadurch wandeln sich die Kohlenhydrate in resistente Stärke um. Das ist zwar super für die meisten HPUler*innen, aber nicht unbedingt für HPUler*innen mit Histaminproblemen. Sollten Sie zu Letzteren zählen, kochen Sie immer frisch und wärmen Sie nichts wieder auf.

Proteine

Proteine (Eiweiße) dienen dem Aufbau und Erhalt von Muskelmasse, von Organen und Blut. Auch zur Herstellung von Hormonen und Neurotransmittern sind sie unverzichtbar. Proteine sind somit an fast allen Prozessen im Körper beteiligt. Sie regulieren den Transport und die Speicherung aller Nährstoffe, sind unerlässlich für die Wundheilung, essenziell für Haut und Haare und Unzähliges mehr.

Ein Protein besteht aus vielen einzelnen Aminosäuren. Wir brauchen 21 Aminosäuren, um die biologischen Prozesse im Körper aufrechtzuerhalten, acht davon sind essenziell, fünf sind semiessenziell. Die nicht essenziellen kann der Körper selbst herstellen.

Essenzielle Aminosäuren müssen wir über die Nahrung zuführen. Es gibt Phasen, in denen der Körper auf eine erhöhte Zufuhr von Aminosäuren angewiesen ist, dann sind einige Aminosäuren semiessenziell, z. B. während des Wachstums, im Alter oder in der Genesungsphase.

Valin, Isoleucin, Leucin sind verzweigtkettige Aminosäuren. Diese drei Aminosäuren sind besonders für Sportler interessant, werden aber auch im intensivmedizinischen Bereich eingesetzt. Sie werden für den Muskelaufbau und die Regeneration von Muskelgewebe dringend benötigt. Um diese optimal zu gewährleisten, sind als Cofaktoren Vitamin B_6 und B_5 unerlässlich. Fehlt Vitamin B_6, kann es zu einem Leucinmangel kommen.

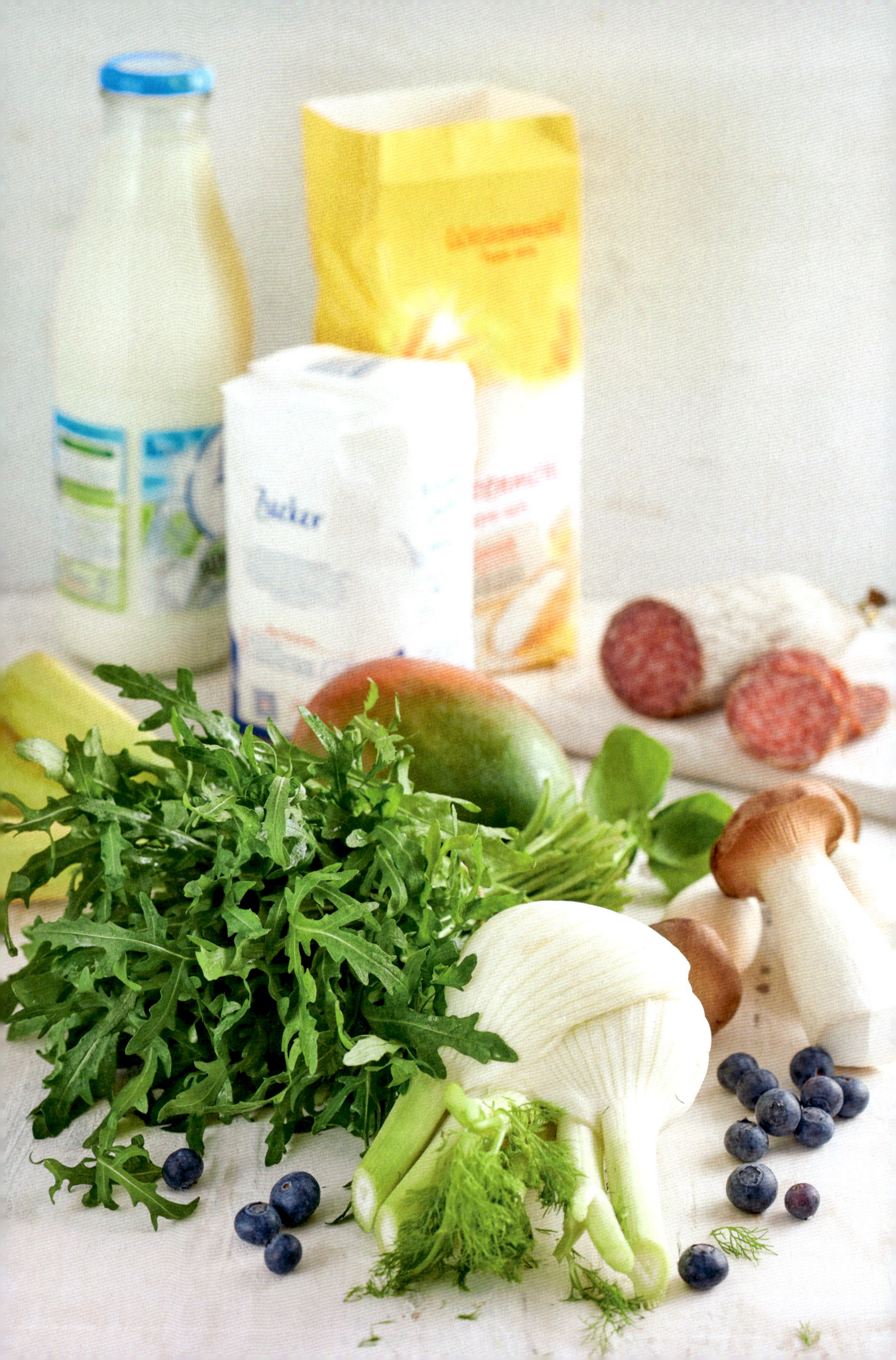
Zucker

So gelingt die Ernährungsumstellung

Wenn Lebensmittel vom Speiseplan gestrichen werden müssen, ist das immer ein schwerer Schritt. Doch ein paar einfache Maßnahmen machen es leichter.

Wenn uns der Kopf im Weg steht

Auf unsere HPU-Ernährungsratschläge ernten wir oft lange Gesichter. Manch eine Patientin und manch ein Patient fragen sich: Was soll ich denn dann noch essen?

Wir geben mit unserer Streichliste Ratschläge, die bei 80 Prozent unserer HPU-Patienten schon Erfolge erzielen und das Problem lösen. Nur bei den übrigen maximal 20 Prozent müssen wir Nahrungsmittelunverträglichkeiten wirklich über Blutanalysen untersuchen. Manche und mancher hat es lieber schwarz auf weiß und dem kommen wir selbstverständlich gerne entgegen.

Natürlich gibt es auch Patientinnen und Patienten, die unsere Ratschläge annehmen und umsetzen. Viele aber befördern sich selbst in eine gedankliche Schleife. Sie kommen nicht in die Umsetzung, weil sie eine innere Kommunikation betreiben, die nicht fruchtbar ist.

Vielleicht kennen Sie das auch – unproduktive Sätze wie »Kann das wirklich funktionieren?«, »Wieso soll Weizen an meinen Schmerzen schuld sein?«, »Wenn das so wäre, wäre das doch weithin bekannt« und ähnliche Selbstsabotageprogramme? Manche Patientinnen und Patienten reden sich selbst ein, dass die Umsetzung in ihrem Alltag einfach nicht möglich ist.

Doch solche Argumente sind vorgeschoben. Genau genommen bedeutet das: »Das ist mir zu doof/zu anstrengend/ich sehe den Sinn dahinter nicht/ich hab' keine Lust auf Verzicht.« Nur: So klar sagt man es sich in der Regel nicht selbst. Man erzählt sich lieber selbst Geschichten, warum und aus welchen Gründen es einfach nicht funktionieren kann.

... kann das organische Ursachen haben

Was ist so schlimm daran, einmal vier Wochen auf bestimmte Lebensmittel zu verzichten? Man könnte es auch sportlich nehmen, als spannendes Experiment sehen und sich darauf einlassen.

In vielen Fällen ist so ein Verhalten Zeichen einer Nebennierenschwäche. Auch Jammern kann Zeichen einer schwachen Nebenniere sein. Lauschen Sie auf Ihre innere Kommunikation, hören Sie sich selbst zu. Wenn es schwerfällt, sich zu konzentrieren, dann schreiben Sie die Gedanken auf. Nicht der Dinkel ist das Problem oder die glutenfreie Ernährung, sondern das Maß Ihrer Kraft. Müdigkeit und Kraftlosigkeit oder auch innere Unruhe führen dazu, dass unsere Gedanken abschweifen, dass es »uns denkt«, wir nicht einem Gedanken konsequent folgen und ein Thema mal zu Ende denken können. Das kann viele Probleme verursachen. Auch, dass wir das Problem überall anders sehen.

Wenn Sie sich hier wiederfinden, dann lassen Sie Ihre Nebenniere untersuchen und ein Cortisol-Tagesprofil oder ein Neurobalance-Profil (z. B. Labor Ganzimmun/Medivere, Lab4more oder biovis machen, siehe Anhang, Seite 166).

Fallbeispiel

Überraschende Besserung

» *Laura kam mit einem Kinderwunsch zu uns in die Praxis. Ihr Problem: Sie musste wegen Blasenschwäche bereits mit Mitte 30 ein Medikament einnehmen. Außerdem war sie so erschöpft, dass sie nicht wusste, wie das erst werden sollte, wenn sie schwanger wäre oder ein Baby mitversorgen sollte. Sie hatte zahlreiche Nahrungsmittelunverträglichkeiten.*

Es war kein Geld für Analysen da. Wir waren der Meinung, dass sie ein Histaminproblem hatte, und baten sie, das bis zum nächsten Termin einfach auszuprobieren. Neben der HPU-Therapie verschrieben wir auch ein Mittel für die Nebenniere.

Laura glaubte nicht, dass ihr Problem so einfach zu lösen sei. Sie wollte nicht auf noch mehr beim Essen verzichten und sagte, sie habe einfach keine Kraft, noch mehr beim Thema Essen zu beachten. Wir blieben bei unserer Position und sie verließ weinend die Praxis. Sie fühlte sich unverstanden. Wir waren uns sicher, dass wir sie nie wieder sehen würden.

Zwei Monate später kam sie überraschenderweise zu einem Folgetermin. Laura bestätigte, dass sie eigentlich nie wieder kommen wollte. Beim Nachdenken über unseren Therapieplan und mit ihrem Gefühl, sie stehe mit dem Rücken zur Wand, habe sie beschlossen, es doch einfach auszuprobieren. Und was solle sie sagen? Sie hätte es nie geglaubt, dass es da Zusammenhänge geben könne. Aber es gehe ihr um so viel besser, das Medikament wegen der Blasenschwäche brauche sie nicht mehr und habe es abgesetzt. Frohgemut wolle sie nun das Projekt Babyplanung angehen. «

Ihr Weg zu einer neuen Ernährungsweise

Entscheidende Veränderungen im Lebensstil und der Ernährung lassen sich auf zweierlei Arten angehen: entweder schrittweise oder mit einem Stichtag.

Überprüfen Sie für sich, welcher Typ Sie sind, was Sie umsetzen können, wie krank Sie sich fühlen und wie hoch Ihr Leidensdruck ist. Wie Sie den Übergang angehen, bestimmen allein Sie, es ist Ihre Reise oder Ihr Prozess. Aber ganz sicher ist: Je konsequenter Sie Ihren Weg gehen, umso mehr positive Wirkung werden Sie verspüren.

Wenn Sie sich beispielsweise zweimal in der Woche eine Ausnahme »gönnen« und in Getreide, Milchprodukten oder Histaminhaltigem schwelgen, hat Ihr Körper drei Tage damit zu tun. Das bedeutet konkret: Wenn Sie z. B. eine Ausnahme am Montag machen, dann ist Ihr Körper Dienstag, Mittwoch und Donnerstag mit den Auswirkungen der Ausnahme beschäftigt. Freitag geht es Ihnen gut. Dann machen Sie am Freitag wieder eine Ausnahme, und es geht ihnen Samstag, Sonntag und Montag wieder nicht so gut. Sie werden also letztlich keine positiven Veränderungen bemerken.

Ohne Konsequenz geht es nicht

Wenn Sie sich einmal für einen Weg entschieden haben, sind die Konsequenz, mit der Sie ihn gehen, und die Nachhaltigkeit wichtig.

Also: Wie gut können Sie die Umstellungen in Ihren Alltag integrieren und sie zu Routine und langfristigen Gewohnheiten werden lassen? Wie viele oder wenige Ausnahmen »gönnen« Sie sich? Sie werden erst wirkliche Veränderungen bemerken, wenn Sie konsequent durchhalten. Das ist bedauerlicherweise einfach so. Sie machen es zu 70 Prozent in der Woche konsequent und machen zu 30 Prozent Ausnahmen? Oder vielleicht sogar noch weniger pro Woche? Sie werden keinen Erfolg haben. Man macht fast alles richtig, bekommt aber nicht »fast« alles dafür. Sondern meist gar nichts. Wir brauchen in diesem Fall 100 Prozent pro Woche. Akzeptable Ausnahmen sind besondere Tage wie Geburtstage oder Feiern einmal im Monat.

Vorschläge für eine schrittweise Veränderung

Entrümpeln Sie zunächst in aller Ruhe Ihre Speisekammer. Verschenken oder kompostieren Sie, was Sie nicht mehr brauchen. Dann kaufen Sie nur noch für Sie verträgliche Lebensmittel ein. Nun können Sie Schritt für Schritt umstellen.

1. Selbst kochen

Von nun an heißt, Fertiglebensmittel und abgepackte Mahlzeiten zu meiden. In industriell verarbeiteten Lebensmitteln stecken viele ungesunde Zusatzstoffe, unter anderem häufig auch Weizen, Zucker und Milch. Von nun an kochen Sie selbst!

Sammeln Sie Rezepte für Mahlzeiten, die schnell zubereitet werden können, wie wir sie hier für Sie in diesem Buch zusammengestellt haben. Kochen Sie größere Mengen und frieren Sie die Reste ein (außer bei Histaminintoleranz). Dann können Sie sie auftauen, wenn mal die Zeit zum Kochen fehlt.

2. Weizen/Getreide

Starten Sie damit, alle Weizenprodukte gegen Dinkel usw. (siehe Warum ist Dinkel besser als Weizen?, Seite 74) zu tauschen oder gleich auf sämtliches Getreide, Mehl und Brot zu verzichten, wenn Sie glutenfrei essen wollen. Aber Achtung mit den glutenfreien Fertigprodukten! Sie sind in der Regel »High Carb« und tun nichts Gutes für den Blutzuckerspiegel. Achten Sie auf »Low Carb« und wählen Sie Produkte mit hohem Nuss- oder Saatenanteil (es sei denn, Sie sind allergisch dagegen). Wenn Sie das geschafft haben, sind Sie schon einen Riesenschritt gegangen.

Für diesen Schritt sollten Sie sich ein bis zwei Wochen Zeit lassen. Dann haben Sie sich umgewöhnt und das Neue beibehalten. Nun können Sie mit dem nächsten Schritt weitermachen.

3. Milchprodukte

Nun sortieren Sie die Kuhmilchprodukte aus. Probieren Sie die Alternativen aus Schafs- und Ziegenmilch aus, also beispielsweise Käse und Joghurt. Geben Sie diesen Lebensmitteln eine Chance, sie schmecken zwar etwas anders, aber auch gut. Wenn

Der Weg zur Veränderung

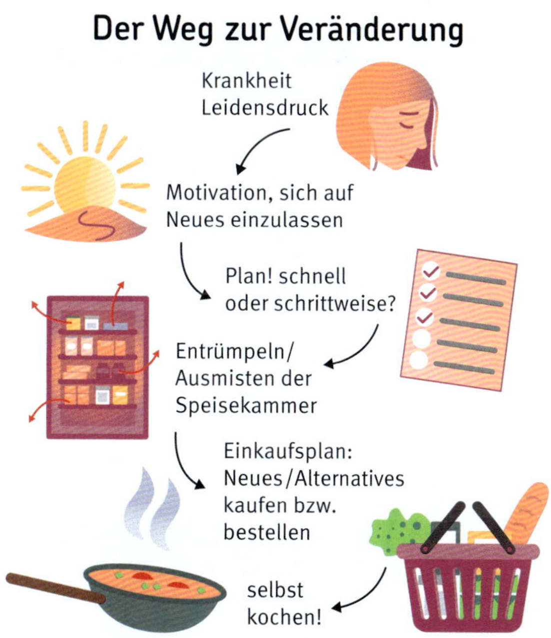
Der Weg zur Veränderung
Krankheit
Leidensdruck
Motivation, sich auf Neues einzulassen
Plan! schnell oder schrittweise?
Entrümpeln/ Ausmisten der Speisekammer
Einkaufsplan: Neues/Alternatives kaufen bzw. bestellen
selbst kochen!

Ziegenmolkereiprodukte für Sie zu kräftig schmecken, starten Sie mit Schafsmilchprodukten. Schafsmilch ist der Kuhmilch ähnlicher und hat nicht diesen Eigengeschmack, sondern nur einen klein wenig höheren Fettanteil. Wenn Sie sich auch damit schwertun, dann greifen Sie zu pflanzlichen Alternativen (siehe Austauschzutaten, Seite 85).

4. Eier

Streichen Sie vorübergehend Eier von Ihrem Speiseplan.

5. Fruktose

Reduzieren Sie den Verzehr von Obst auf einmal am Tag, nicht mehrmals.

Vor- und Nachteile verschiedener Vorgehensweisen

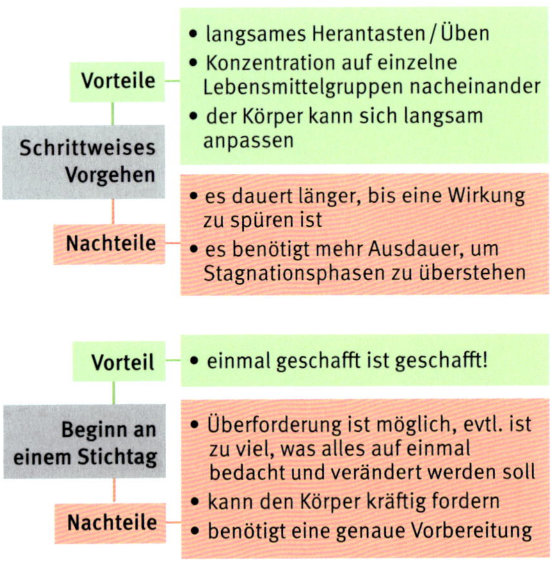
Vorteile
• langsames Herantasten / Üben
• Konzentration auf einzelne Lebensmittelgruppen nacheinander
• der Körper kann sich langsam anpassen
Schrittweises Vorgehen
Nachteile
• es dauert länger, bis eine Wirkung zu spüren ist
• es benötigt mehr Ausdauer, um Stagnationsphasen zu überstehen
Vorteil
• einmal geschafft ist geschafft!
Beginn an einem Stichtag
Nachteile
• Überforderung ist möglich, evtl. ist zu viel, was alles auf einmal bedacht und verändert werden soll
• kann den Körper kräftig fordern
• benötigt eine genaue Vorbereitung

6. Histamin

Gehen Sie nach Histaminlisten (Seite 166) vor und lassen Sie starke Histaminbildner weg – also alles mit einer langen Reifezeit (z. B. Salami, Hartkäse, Wein) und kochen Sie immer frisch. Essen wieder aufzuwärmen ist in der Umstellungsphase nicht möglich. Später kann man sich evtl. mit künstlichen Enzymen, also einer Kapsel Daosin (Apotheke) oder Daozym (Fa. Biogena) behelfen.

Histaminreiche Lebensmittel oder sog. Histaminliberatoren streichen Sie natürlich nur dann von Ihrem Speiseplan, wenn das ein Problem für Sie ist. Nicht jeder ist betroffen.

Wie lange bleibt man dabei?

Wenn die HPU-Therapie greift, Sie gut eingestellt sind und der Darm saniert ist, kann man nach etwa vier Monaten vorsichtig ausprobieren, was wieder geht. Das betrifft vor allem das Histamin. Manches, wie Weizen und Kuhmilch, werden vielleicht nie Ihre Lebensmittel sein. Dann sollten sie einfach irgendwann aus Ihrem Kopf verschwinden und die Alternativen sollten zur Routine geworden sein. Wenn Sie dieser Gedanke betrübt, frustriert und ärgerlich werden lässt, vergegenwärtigen Sie sich immer, wie es Ihnen früher ging und wie es Ihnen jetzt geht. Lieber gesund, hellwach, leistungsstark und fröhlich sein und dafür manches meiden, als krank, müde, depressiv zu sein, aber auf nichts zu verzichten.

Worauf Sie beim Einkaufen achten sollten

Wir selbst kaufen kaum noch in normalen Supermärkten ein. Obst und Gemüse lassen wir uns über eine Bio-Kiste liefern, die uns einmal die Woche direkt vor die Tür gestellt wird. Darüber lassen sich sogar Molkereiprodukte, Fleisch und Käse bestellen. Lebensmittel kaufen wir im Supermarkt überhaupt nicht mehr ein. Lediglich Hygiene-, Putz- und Waschmittel kaufen wir dort. Fleisch bekommen wir eher von unseren Jägern oder lassen es auch aus zuverlässigen Quellen liefern. Fisch holen wir fangfrisch vom Forellenhof und frieren ihn dann ein. Hühner haben wir im Garten. Wir haben also eigentlich wenig Gründe, überhaupt noch einen Supermarkt zu betreten!

Damit sind wir nicht allein. Immer mehr Menschen kaufen anders ein, wollen andere Produkte konsumieren. Wenn sich unser Kaufverhalten als Kundinnen und Kunden ändert, ändern sich die Konzerne auch.

Ein gutes Beispiel sind die vielen Milchersatz-Alternativen, also Hafer-, Mandel-, Reis – und Sojadrink oder Ziegenmilch. Vor wenigen Jahren gab es diese Produkte noch nicht in den Regalen. Oder denken Sie an die Palette der glutenfreien Produkte.

Trotzdem stellen wir immer wieder erstaunt fest, dass noch immer die meisten Produkte für uns und unsere Ernährung nicht in Frage kommen. Wir wünschen uns die Produkte möglichst naturbelassen, mit ganz wenigen oder gar keinen Zusatzstoffen.

Werfen Sie einen Blick auf die Zutatenlisten, aber suchen Sie nicht unbedingt nach weniger schädlichen Produkten. Unsere Empfehlung lautet eher: Entscheiden Sie sich für das unverarbeitete Naturprodukt. Das ist natürlich bei Fleisch- und Wurstwaren nicht möglich, aber bei so vielen anderen Dingen. Brauche ich wirklich Joghurt, der Aromen und Zucker enthält? Brauche ich wirklich irgendwas aus der Dose oder eingelegt?

Warum ist Dinkel besser als Weizen?

Dinkel ist im Anbau weniger anspruchsvoll als Weizen. Er braucht weniger Herbizide, keine Halmverkürzer, weniger Dünger, also insgesamt weniger Chemie.

Wegen der hohen Halme trocknet die Ähre nach einem Regenguss schneller und leichter, daher ist das Korn widerstandsfähiger gegen Pilzbefall. Die Schale des Korns ist dicker. Dinkel enthält zwar Gluten, aber kein ω-Gliadin wie der Weizen. Er ist leichter verdaulich, weil das enthaltene Gluten durch Backen und Kochen leichter zerstört oder deaktiviert wird. Dabei erfolgt die enzymatische Verdauung der Dinkelstärke langsamer als die der Weizenstärke, was Blutzuckerspitzen verhindert. Aus unserer Sicht gibt es wenig Gründe, Weizen statt Dinkel zu essen.

Warum aber auch Dinkel nicht gleich Dinkel ist

Seit unserer Praxisgründung im Jahr 2008 haben wir in all den Jahren mit der Empfehlung, von Weizen auf Dinkel umzusteigen, gute Erfahrungen bei den allermeisten Patientinnen und Patienten gemacht. In den vergangenen Jahren ist diese Verbesserung aber bei immer weniger Patientinnen und Patienten zu erkennen. Es passierte schleichend und lässt sich nicht mehr genau sagen, seit wann sich das verändert hat. Tatsache ist: Bei immer mehr Patienten reicht das Weglassen von Weizen nicht mehr aus, es muss dann ganz glutenfrei sein. Also auch Dinkel und andere glutenhaltige Getreide müssen gemieden werden.

Was ist da passiert?

Unsere Vermutung ist, dass immer mehr Menschen auf Weizen negativ reagieren und merken, dass sie ihn nicht vertragen. Herbizide und Glyphosat schädigen das Mikrobiom, wie wir bereits gesehen haben. Das ist nicht nur bei HPUlerinnen und HPUlern der Fall.

Die Nachfrage nach Dinkel ist deshalb dramatisch gestiegen. Das kann keine reine Modeerscheinung sein, denn Dinkel war schon immer viel teurer als Weizen, schließlich verzichten die Landwirte auf Dünger und Halmverkürzer und fahren weniger Erträge ein. Nur aus Modegründen kauft man daher nicht öfter Dinkelpasta als Weizennudeln. Es muss andere Gründe für diesen Trend geben. Das spricht auch aus unserer Sicht und unserer Erfahrung für eine Zunahme von kranken Därmen mit der körperlichen Erfahrung, dass Weizengenuss für eine Verschlechterung sorgt.

Die Folge ist, dass mehr Dinkel angebaut werden muss. Wenn die Nachfrage steigt, steigt auch der Wunsch nach einem höheren Ertrag. Mehr Ertrag bedeutet mehr Dünger. Mehr Dünger bedeutet in der Folge, dass Halmverkürzer und Herbizide verwendet werden, weil die Ähren schwerer werden, die langen Halme das Korn nicht mehr tragen könnten und umknicken würden. Der Dinkel bekommt so nach und nach das Problem, das auch Weizen hat. Es wird sogar absichtlich Dinkel mit Weizen gekreuzt, um den Ertrag zu verbessern.

Dinkel ist also nicht mehr Dinkel, wir haben aktuell Dinkelsorten, die auf dem halben Weg zum Weizen sind. Nicht mehr ganz Dinkel, aber eben auch noch nicht ganz Weizen. Manch ein Darm toleriert das noch, ein anderer nicht. Unsere Empfehlung lautet also: Achten Sie beim Kauf von Dinkelprodukten, -korn oder -mehl darauf, dass Urdinkel verwendet wurde. Sie bekommen nicht automatisch Urdinkel, nur weil Sie ihn im Bio-Supermarkt kaufen!

Urdinkelsorten ohne Weizeneinkreuzung

- Altgold Rotkorn
- Bauländer Spelz
- Ebners Rotkorn
- Neuegg Weißkorn
- Oberkulmer Rotkorn
- Ostro
- Rechbergs Brauner Dinkel
- Roter Tiroler
- Ruggers Babenhausener
- Schlegel Dinkel
- Schwabenkorn
- Vögelers Dinkel
- Zuzger Dinkel

Antinährstoffe

Antinährstoffe sind nicht für jeden und nicht zu jeder Zeit ein Problem. Zeigen sich aber Beschwerden, dann lohnt es sich, sie zu meiden.

Antinährstoffe sind Stoffe, die eine maximale Aufnahme und Verwertung wertvoller Nährstoffe aus der Nahrung einschränken (z. B. Phytinsäure, Seite 77) und Verdauungsbeschwerden (Bauchweh, Durchfall, Übelkeit), Entzündungen (Kolitis) sowie Autoimmunerkrankungen (Hashimoto, rheumatoide Arthritis etc.) provozieren können. Sie sind in vielen Lebensmitteln enthalten, besonders in Gras- und Samensorten wie Getreide, Hülsenfrüchten, Nachtschattengewächsen und Kuhmilch.

Aus biologischer Sicht haben diese Stoffe ihre Berechtigung, denn sie wehren Fressfeinde ab. Die Samen sollen ja keimen und zu neuen Pflanzen heranwachsen und nicht verdaut werden. Sie stellen also eine natürliche Abwehr gegen Parasiten und Insekten dar.

Viele Menschen ernähren sich unbewusst vorwiegend von Getreide. Es gibt Brot, Brötchen oder Getreidemüsli zum Frühstück, Nudeln zum Mittagessen und zum Abendessen ein paar Scheiben Brot. Ein Übermaß an Antinährstoffen ist damit schnell und unbemerkt erreicht. Vielleicht ist das dann die Ursache von Beschwerden, selbst wenn Sie auf Dinkel umgestiegen sind. Achtung auch bei glutenfreien Lebensmitteln. Sie enthalten oft sehr viele Lektine (Seite 76), die ja genauso viele, wenn nicht mehr Beschwerden auslösen können wie Gluten selbst.

Welche Antinährstoffe gibt es? Hier eine Auswahl der wichtigsten Stoffe mit der meisten Verbreitung. Es gibt aber noch sehr viel mehr.

Lektine

Lektine sind komplexe Glykoproteine, die sich an Zellen bzw. Zellmembranen binden und dort biochemische Reaktionen auslösen, wie zum Beispiel Zellteilung, Proteinsynthesen, Agglutination von Zellen (z. B. Verklumpung roter Blutkörperchen), Beeinflussung des Immunsystems. Sie finden sich in sehr vielen Lebensmitteln, besonders in al-

Unsere Empfehlung: Antinährstoffe beachten

Ganz generell gilt, dass fast alle pflanzlichen Nahrungsmittel Antinährstoffe enthalten, die aber bei einer ausgewogenen, vielseitigen Ernährung oder bei spezieller Zubereitung keine negativen gesundheitlichen Auswirkungen haben sollten. Wie wir bei der Phytinsäure sehen, haben viele dieser Stoffe gute wie schlechte Wirkungen auf unseren Körper.
Wir möchten Ihnen nur Informationen dazu geben, woher Ihre Beschwerden bei einseitiger Ernährung kommen könnten, möchten aber einzelne Nahrungsmittel nicht verteufeln. Sie könnten dem Körper das Leben erleichtern.

Möglichkeiten zur Reduktion von Antinährstoffen

- Mindestens acht Stunden einweichen
- Fermentieren
- Keimen
- Garen im Dampfdrucktopf (Kochen mit hohem Druck und bei hohen Temperaturen)
- Entfernen von Schalen und Samen

len Getreide-, Gras- und Samensorten (Weizen, besonders im Keim, Roggen, Gerste, Hafer, Mais, Reis), in Nüssen (Kürbis-, Sonnenblumen- und Cashewkernen, Chiasamen, Erdnüssen), Hülsenfrüchten (Linsen, Erbsen, Bohnen, Kichererbsen) und Nachtschattengewächsen (Kartoffeln, Tomaten, Auberginen, Paprika, Pfeffer, außer weißer Pfeffer, Goji-Beeren) und Kuhmilch. Aber wir finden sie auch, und dort haben wir sie vermutlich nicht erwartet, in verarbeiteten Lebensmitteln, z. B. in Ketchup, Dosensuppen, Aufschnitt und Sojasauce.

Symptome können sein: Bauchschmerzen, Durchfall, Übelkeit, Sodbrennen bis zu Gastritis, zöliakieähnliche Zottenatrophie ohne spezifische Antikörper, Leaky Gut, entzündliche Darmerkrankungen, aber auch Müdigkeit, Neuropathie, Unkonzentriertheit, Muskel- und Gelenkbeschwerden. Bei diagnostizierten Autoimmunerkrankungen und Entzündungen sollte man Lektine meiden.

Amylase-Trypsin-Inhibitoren (ATIs)

ATIs sind mit Gluten assoziierte Proteine, die eine Rolle bei der Keimfähigkeit und der natürlichen Abwehr von Parasiten und Insekten spielen. Sie hemmen die Amylase (ein kohlenhydratspaltendes Enzym) und proteinspaltende Enzyme. ATIs können Entzündungsreaktionen im Darm, Bauchschmerzen, Durchfall und unspezifische Symptome wie Müdigkeit usw. verursachen und sind übrigens vermutlich die eigentlichen Auslöser einer Gluten-Unverträglichkeit.

Phytinsäure

Phytinsäure ist ein sehr vielseitiger Speicherstoff in Pflanzen wie Getreide, Hülsenfrüchten und Ölsaaten. Die Säure verhindert die Aufnahme von Calcium, Magnesium, Zink und Eisen.

Fermentierte Lebensmittel = lebendige Lebensmittel

Ein Nahrungsmittel ist ein Lebensmittel, wenn es im wahrsten Sinne des Wortes lebendig ist. Das ist sogar messbar.

Enthält ein Nahrungsmittel lebendige Mikroorganismen, wie z. B. Joghurt oder Sauerkraut, ist es ein vitales Lebensmittel und ernährungsphysiologisch sehr wertvoll. Mit den Mitteln der Fermentation schafft man solche lebendigen Lebensmittel.

Als Fermentation wird die chemische Umwandlung von organischen Stoffen durch Bakterien, Pilze oder Enzyme (Fermente) bezeichnet. Dabei entstehen Gase, Alkohol und Säuren. Diese Säuren können Lebensmittel länger haltbar machen.

Bei der Milchsäuregärung verstoffwechseln Bakterien die vorhandenen Kohlenhydrate, z. B. im Gemüse. Dabei entsteht wertvolle Milchsäure. Das Gemüse wird dadurch sauer und deutlich länger haltbar. Unerwünschte Bakterien können in diesem sauren Umfeld nur schlecht überleben. Die Arbeit der Bakterien und Umwandlung der Kohlenhydrate ist eine Art »Vorverdauung«.

Doch es gibt nicht nur die Milchsäurebakterien, sondern hunderte verschiedener Mikroorganismen, also Kleinstlebewesen. Diese Bakterien und Pilze leben auf den Pflanzen und teilweise auch in der Luft und bilden die Grundlage des Lebens. Auch für uns Menschen sind die in der Natur vorkommenden Bakterien und Hefen sehr wichtig. Sie leben mit uns in Symbiose, wie z. B. die Darmbakterien, das Mikrobiom.

Vorteile der Fermentation

- Fermentierte Lebensmittel sind meist sehr bekömmlich, da sie durch die Vielzahl der Bakterien praktisch vorverdaut sind. Fette, Eiweiße und besonders Kohlenhydrate werden durch Enzyme der Mikroorganismen aufgespalten. Das macht sie auch deutlich kalorienreduziert. Zucker und Fette vermindern ihren Einfluss. Diese Lebensmittel haben also keinen negativen Effekt auf unser Gewicht, im Gegenteil!

Geht Fermentieren bei Histaminintoleranz?

Wir sagen: Ja! Wie sich die Unverträglichkeit äußert, haben wir bereits besprochen (Seite 39).
Die Histaminproduktion ist abhängig von der Art der Bakterien und dem zu fermentierenden Lebensmittel. Die Forschung konnte zeigen, dass viele fermentierte Lebensmittel die Histaminproduktion sogar hemmen und Entzündungen verringern.

- Gramnegative Bakterien wie Enterobacteriaceae produzieren Histamin, gehen aber in der voranschreitenden Fermentation und an dem sinkenden pH-Wert zugrunde.
- Lactobacillus plantarum, Bifidobacterium infantis, Bifidobacterium longum bilden kein Histamin, sondern bauen es eher ab.
- Lactobacillus sakei probio in koreanischen Kimchi hat histamin- und entzündungshemmende Eigenschaften.
- Lactobacillus rhamnosus reduziert die Histaminbildung und wirkt positiv auf die H2-Rezeptoren.
- Kefirkulturen können die Histaminbildung und die Mastzellaktivierung hemmen.
- Streptococcus thermophiles verhält sich in Sachen Histamin neutral.
- Lactobacillus casei, -reuteri, -bulgaricus produzieren Histamin.

Die Firma Millivital bietet ein extra auf Histaminsensibilität abgestimmtes Produkt an (Bezugsquelle siehe Anhang, Seite 166). Es enthält nur Bakterien, die einen günstigen Einfluss auf Histamin haben, und ist geeignet für Gemüse, Getreide oder Smoothies.

- Antinährstoffe werden neutralisiert. Zu diesen zählen u.a. Lektine, Glutein und Phytat (Phytinsäure).
- Die Fermentation erhöht den Gehalt an Mikronährstoffen im Vergleich zum Ursprungsnahrungsmittel. Die Bakterien produzieren während der Fermentation B-Vitamine, Vitamin D_2, K_2 und C sowie Enzyme. Die antioxidative Wirkung erhöht sich in fermentierten Lebensmitteln und Aminosäuren wie Methionin und Tryptophan haben eine bessere Bioverfügbarkeit, können also von uns besser aufgenommen werden.
- Durch Fermentation wird ein Nahrungsmittel ein lebendiges Lebensmittel.

Wirkung der Milchsäure auf den Körper

Milchsäure verursacht ein leicht saures Milieu im Darm, der pH-Wert sinkt. Dies bewirkt, dass sich Fäulnisbakterien, Krankheitserreger und Pilze nicht gut ansiedeln können. Sie ...

- regt die Darmbewegung an
- sorgt für ein leicht saures Milieu im Darm
- schafft das passende Milieu für gesundheitsfördernde Darmbakterien. Dies wirkt hemmend auf Fäulnisbakterien.
- beugt dem Leaky-Gut-Syndrom vor
- sorgt für gute Ernährung der Schleimhaut
- fördert die Ausleitung von Ammoniak über den Darm. Gerade bei HPU vorteilhaft, denn ein Vitamin-B_6-Mangel kann den Abbau von Ammoniak erschweren.

Selbstfermentieren

Weil rohe und unerhitzte fermentierte Lebensmittel so gesund, aber so selten erhältlich sind, möchten wir Sie hier auf die Idee bringen, selbst zu fermentieren.

Das Selbermachen beansprucht zwar etwas mehr von Ihrer Zeit, bringt aber neben mehr Gesundheit und Wohlbefinden auch viel Freude am Kreativsein. Denn fermentieren können Sie so ziemlich alles! Erschließen Sie sich neue Welten! Freuen Sie sich über das wunderschöne bunte Farbenspiel in Ihren Gläsern und darüber, dass nichts mehr alt werden muss oder in den Müll wandert, Sie Ihren Garten und alles, was die Natur so hervorbringt, für sich und Ihre Gesundheit nutzen können. Lassen Sie diese Dinge in Gläser wandern und vor sich hin blubbern. Sie können nahezu alle rohen Nahrungsmittel fermentieren, also Gemüse, Obst, Smoothies, Milchprodukte, Fleisch, Getreide etc.

Geeignetes Fermentationsgut sind Obst, Gemüse, Kräuter. Diese Nahrungsmittel gehen positive Wechselwirkungen ein und verstärken sich gegenseitig. Immer biologische Lebensmittel verwenden, da diese mehr Mikroorganismen enthalten als bei konventionellem Anbau. Hier wurde mit Herbiziden und Fungiziden vieles abgetötet. Denn die Mikroorganismen betreiben ja unsere Fermentation und produzieren viele Mikronährstoffe.

Als **Behältnisse** für die kurze Fermentation sind Schüsseln aus Glas, Porzellan oder Steingut und Gläser geeignet, bei längerer Fermentationsdauer ein Fermentationsglas oder Einmachglas mit Gewicht (für Gemüse, das aufschwimmt) und einer Membran. Die sauerstofffreie Umgebung ist wichtig für den Fermentationsprozess.

Futter für die Bakterien sind Präbiotika wie Dinkel- oder Haferflocken, Knoblauch, Zwiebeln, Topinambur

Es geht schneller mithilfe von Micro-Fermentations-Beschleunigern (Bakterienmischung, auch als Hista-Protekt von Millivital). Dann braucht Ihre Fermentation teilweise nur noch zwölf Stunden. Bei der kurzen Fermentation sind zwölf Stunden bis ein Tag (Micro-Schnell-Fermentation mit Fermentations-Beschleuniger) ausreichend, bei der längeren Fermentation drei bis fünf Tage (Micro-Langsam-Fermentation mit Fermentations-Beschleuniger). Bei der traditionellen Fermentation ohne Fermentationshilfen dauert es zwei bis drei Wochen.

Die Temperatur sollte zwischen 22 und 28 °C liegen. (28 °C erreicht man durch das Einschalten der Backofenbeleuchtung.)

So geht es

Das Fermentationsgut zerkleinern, um eine möglichst große Oberfläche zu erhalten. Dann Fermentationsbeschleuniger und Präbiotika (Hafer- oder Dinkelflocken) hinzufügen. Danach das Fermentationsgut stampfen, bis es im eigenen Saft steht. In die Behältnisse füllen. Die entstandene Salzlake muss das Fermentationsgut vollständig bedecken. Dann z. B. mit einer Membran verschließen.

Den Darm an die neue Histamin-Situation gewöhnen

Beginnen Sie langsam! Besorgen Sie sich den Fermentations-Beschleuniger Hista-Protekt und fermentieren Sie mit dessen Hilfe über Nacht ein kleines Glas mit einem Smoothie oder bis zu zwei Esslöffeln Dinkelflocken und Nüssen für Ihr morgendliches Müsli. Beachten Sie dabei immer Ihre persönlichen Verträglichkeiten. Vielleicht bekommen Ihnen ja Dinkelflocken, Reisflocken oder Nüsse besser als Hafer. Beginnen Sie mit ein bis zwei Esslöffeln oder ein bis zwei großen Schlucken Saft. Versuchen Sie es über eine Woche hinweg, bei Beschwerden auch langsamer. Sie können auch ganz leicht, ein um den anderen Tag, beginnen und das für zwei Wochen, und dann erst die Dosis erhöhen. Sollte Histamin dann doch einmal ein Problem sein, können Sie mit Vitamin C, Calciumchelat oder Hista-Minus den Histaminspiegel akut senken oder mit Daosin/Daozym zur Mahlzeit Abhilfe schaffen.

Und noch ein paar Tipps

- Das **Fermentationswasser** trinken, es ist sehr gesund! Zuvor gut verschlossen im Kühlschrank aufbewahren.
- **Kalt oder warm?** Generell gilt: Fermentiertes nicht erhitzen, denn die gesunden Mikroorganismen sind sehr hitzeempfindlich. Ausnahme Brot: Hier dient das Fermentieren der Neutralisation von Antinährstoffen.
- Bei **Reis** nimmt der natürliche Arsengehalt durch die Fermentation ab.
- **Säfte und Smoothies** können sofort und ohne Erhitzen nach der Fermentation (z. B. nach zwölf Stunden) getrunken werden.

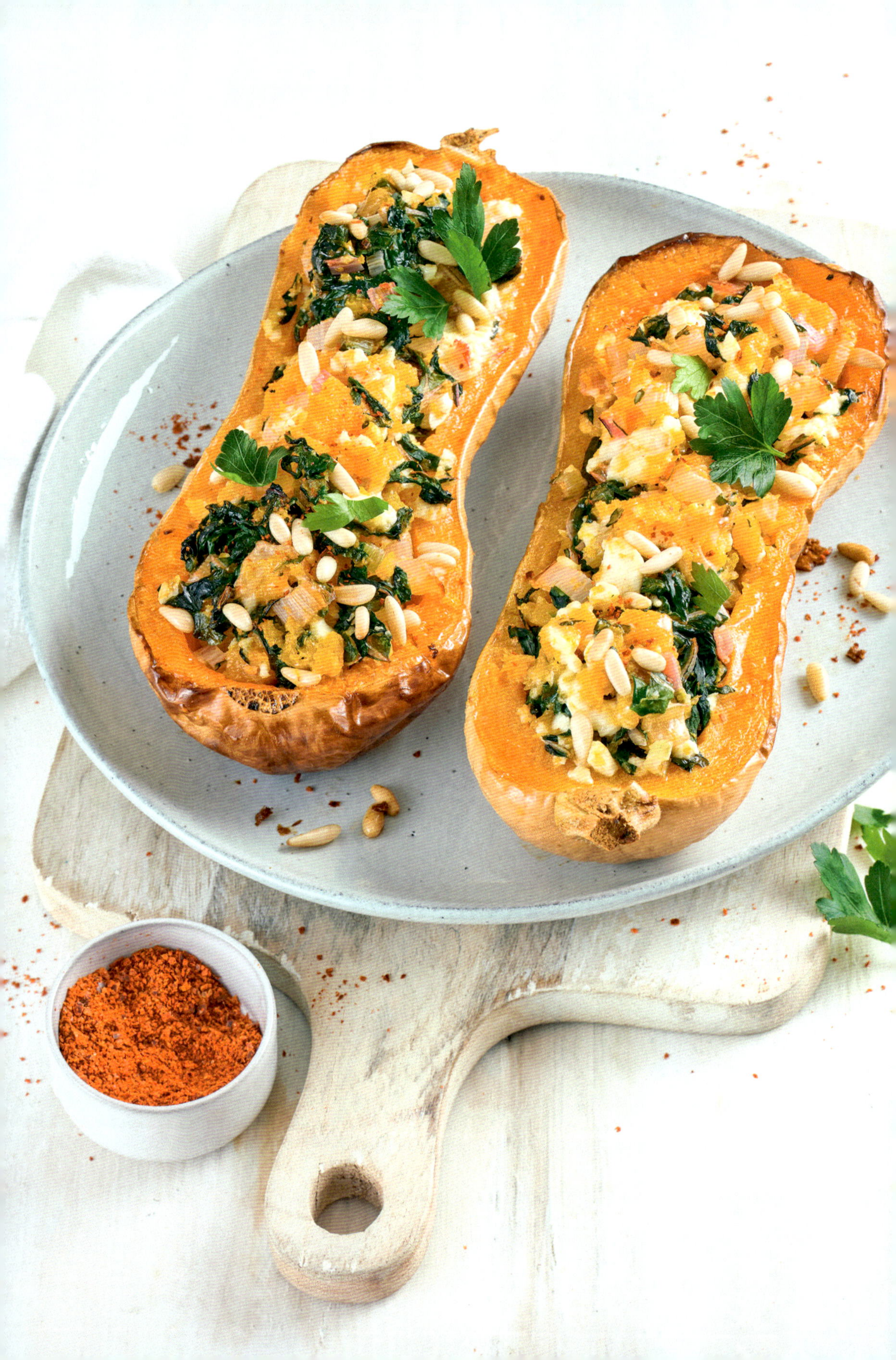

Rezepte

Über 80 gut verträgliche Rezepte zeigen, wie abwechslungsreich und lecker man sich bei HPU ernähren kann.

Hinweise zu den Rezepten

Wir haben für Sie eine bunte Palette an leckeren Rezepten zusammengestellt, die bei HPU gut verträglich sind – probieren Sie es aus!

Hier ist für alle HPUlerinnen und HPUler die Auswahl groß und bunt, denn mithilfe der Kennzeichnung lassen sich die Rezepte bei Unverträglichkeiten individuell abwandeln. Wenn Sie also zusätzlich unter Unverträglichkeiten leiden, dann können Sie die meisten Rezepte trotzdem genießen. Wir nennen in vielen Fällen Ersatzmöglichkeiten für unverträgliche Zutaten und/oder verraten Ihnen, was Sie weglassen können, ohne dass der Geschmack leidet oder das Rezept nicht mehr gelingt. Alle Rezepte sind in der Regel so ausgelegt, dass Austauschzutaten entweder direkt unterhalb der Zubereitungsschritte eines Rezepts genannt werden – farblich entweder der Histaminintoleranz (orange) oder der Fructoseintoleranz (lila) zugeordnet – oder aber in der Liste der Austauschzutaten (Seite 86) einzusehen sind.

Rezeptzutaten, die Histamin oder Fruktose enthalten, werden mit H bzw. F gekennzeichnet. Dabei orientieren wir uns an den Listen der schweizerischen Interessengemeinschaft Histaminintoleranz (SIGHI; siehe Anhang, Seite 166). Es gibt jedoch keine Gewähr für Vollständigkeit. Betroffene sollten neue Nahrungsmittel immer vorsichtig testen und solche meiden, die unverträgliche Inhaltsstoffe besitzen.

Bei einer Histaminintoleranz gilt besonders für alle Fleisch- und Fischzutaten: Verarbeiten Sie immer nur ganz frische Produkte, da diese keine bzw. kaum biogene Amine enthalten.

Für manche Zutaten gibt es keine adäquaten Austauschmöglichkeiten bei bestimmten Unverträglichkeiten. Wer diese Zutaten nicht verträgt, lässt sie entweder weg, wenn es das Rezept erlaubt, oder entscheidet sich für ein anderes Rezept.

Die Angaben sind nur ein Hinweis auf eventuell problematische Zutaten, denn Verträglichkeiten sind sehr individuell und es ist möglich, dass Sie einzelne Zutaten vertragen, auch wenn diese kleine Mengen unver-

Unsere Empfehlung: Ernährungstagebuch führen

Jede Nahrungsmittelunverträglichkeit ist individuell und für die Meisten bedeutet es oft eine große Herausforderung und Anstrengung, gesunde und verträgliche, gleichzeitig aber auch leckere Rezepte zu finden. Viele wissen um Ihre Unverträglichkeiten, andere tappen noch im Dunkeln.
Hier hilft es, für ca. vier Wochen ein Ernährungstagebuch zu führen, das einen Überblick über mögliche Unverträglichkeiten verschafft (siehe Vorlage im Anhang, Seite 160).
Kopieren Sie sich den Plan ca. sechsmal. Um einen neutralen Überblick über Ihre *bisherige* Ernährung zu erhalten, führen Sie das Protokoll zwei bis drei Wochen. Damit können Sie ihre bisherige Ernährung objektiver beurteilen und bekommen einen klareren Blick darauf was Ihnen gut tut und was nicht.
Wenn Sie Ihre Ernährung umgestellt haben, überprüfen Sie sie noch einmal mit dem Plan und halten Sie ihn so lange durch, bis Sie alle Stufen der Ernährungsumstellung durchlaufen haben.
Unser Rat: Setzen Sie sich nicht unter Druck. Seien Sie barmherzig mit sich selbst und geben sich die Zeit, die Sie brauchen.

träglicher Inhaltsstoffe besitzen. So könnten histaminempfindliche Personen beispielsweise dennoch schwarzen Pfeffer vertragen. Nur in der Karenzzeit kann es sinnvoll sein, auch auf diese Zutaten zu verzichten.

Um den Speiseplan aber auch in dieser Zeit so vielseitig wie möglich zu gestalten, empfehlen wir, auch mal den Nahrungsmitteln eine Chance zu geben, die es sonst nicht auf Ihren Teller schaffen. Die Gefahr, dass am Ende nur wenige, verträgliche Lebensmittel übrigbleiben und schließlich auch diese nicht mehr vertragen werden, ist groß.

Wir wünschen Ihnen vergnügliches Kochen und freudvolles Entdecken neuer kulinarischer Möglichkeiten!

Austauschzutaten

Im Folgenden (Seite 86/87) finden Sie eine Tabelle mit Austauschzutaten. Diese Zutaten können herkömmliche ersetzen. In unseren Rezepten geben wir meist schon mögliche Austauschzutaten an. Ist das nicht der Fall, hilft Ihnen die Tabelle weiter. Natürlich können Sie auch andere Rezepte mithilfe dieser Austauschzutaten abwandeln und für Sie verträglich machen. Solche, die Histamin oder Fruktose enthalten, müssen bei Unverträglichkeiten ausgetauscht oder vorsichtig ausprobiert werden.

Lebensmittel/ Lebensmittelgruppe	Austauschzutat
Verträgliches Getreide und Pseudogetreide	(Braun-)Hirse (Vorsicht, Schilddrüsenbremser!), glutenfreie Haferflocken, Mandelmehl, Kokosmehl, Kartoffelmehl, arsenfreier (schwarzer) Reis H Amaranth, Quinoa, Buchweizen (Vorsicht, Schilddrüsenbremser!), Kastanienmehl und -flocken, Traubenkernmehl F Erdmandeln
Pasta & Co.	selbst gemachte Gemüsenudeln (z. B. Zucchini, Möhren, Rote Bete u. a), Reisspaghetti, Nudeln aus Bohnen, Erbsen, Süßkartoffeln, Blumenkohlreis
Kuhmilch	Schafs- und Ziegenmilchprodukte, pflanzliche Produkte (ohne Zusatzstoffe), z. B. Haferdrink, Kokosmilch, Hanfdrink Mandeldrink
Hühnereier	Bei Histaminintoleranz Enten-, Gänse-, Straußen-, Wachteleier, Hühnerei-Eigelb
Bindemittel (Ersatz für ein Hühnerei)	**Für Brot, Muffins u. Ä.:** 1 EL gemahlene Flohsamenschalen, Leinsamen oder Chiasamen + 3 EL Wasser (Chiasamen 10 Min. quellen lassen) **Für Pudding und Panade:** 1 EL Pfeilwurzelstärke + 2 EL Wasser (bis zu 2 Eier ersetzbar) 1 EL Natron + 1 EL Essig H (geschmacksneutral; lockert Brot- und Kuchenteig) 1 EL Weinsteinbackpulver + 2 EL Wasser + 1 EL Öl 1 EL Speisestärke + 3 EL Wasser (Teig, Saucen) 1 EL Gelatine H + 1 EL lauwarmes Wasser verrühren, dann mit 2 EL heißem Wasser verrühren, bis die Gelatine vollständig aufgelöst ist ½ Banane H F (für süße Zubereitungen; bis zu 4 Eier ersetzbar) 3 EL Kürbismus (für süße und herzhafte Zubereitungen; bis zu 3 Eier ersetzbar) 3 EL Apfelmus F (für süße Zubereitungen; bis zu 3 Eier ersetzbar)
Zitronensaft	Bei Histaminintoleranz Verjus extrasauer
Für Essig	**Bei Fruktose-Malabsorption** Apfelessig, Ascorbinsäure, verdünnter roter oder weißer Balsamicoessig, Branntweinessig, Essigessenz, frisch gepresster Limetten- oder Zitronensaft, Weißweinessig, Verjus sauer Bei Histaminintoleranz Ascorbinsäure, Branntweinessig, Essigessenz, Verjus extrasauer, Verjus fruchtig
Öle	Bei Histaminintoleranz Kürbiskern-, Leindotter-, Oliven-, Schwarzkümmelöl, Ghee, natives Kokosöl
Süßungsmittel	**Bei Fruktose-Malabsorption** Birkenzucker (Xylit), Erythrit, Getreidezucker, Stevia, Galaktose Bei Histaminintoleranz Dattelzucker, Erythrit, Getreidezucker, Haushaltszucker, Honig, Kokosblütenzucker, Puderzucker, Rohrzucker, Galaktose

Lebensmittel/ Lebensmittelgruppe	Austauschzutat
Proteinpulver	Hanfprotein, Mandelprotein, Edelkastanien-Rohkostpulver Erbsenprotein H F
Tomatenmark	Bei Histaminintoleranz Paprikamark, Hagebuttenmark ohne Zusätze (z. B. von Annes Feinste), Kürbismus
Gemüse- bzw. Fleischbrühe	selbstgekocht oder ohne Hefe, Hefeextrakte, Glutamat etc.
Sojasauce	**Bei Fruktose-Malabsorption** glutenfreie Sojasauce ohne Zucker Bei Histaminintoleranz Coco Aminos Würzsauce
Rote Zwiebel, Schalotten	**Bei Fruktose-Malabsorption** Evtl. Frühlingszwiebelgrün Bei Histaminintoleranz Milde weiße Zwiebel oder Frühlingszwiebel
Knoblauch	Knoblauch-Schnittlauch (Allium tuberosum; chinesischer Knoblauch) Knoblauchgras (Tulbaghia violacea)

Bezugsquellen siehe Anhang (Seite 166)

FRÜHSTÜCK

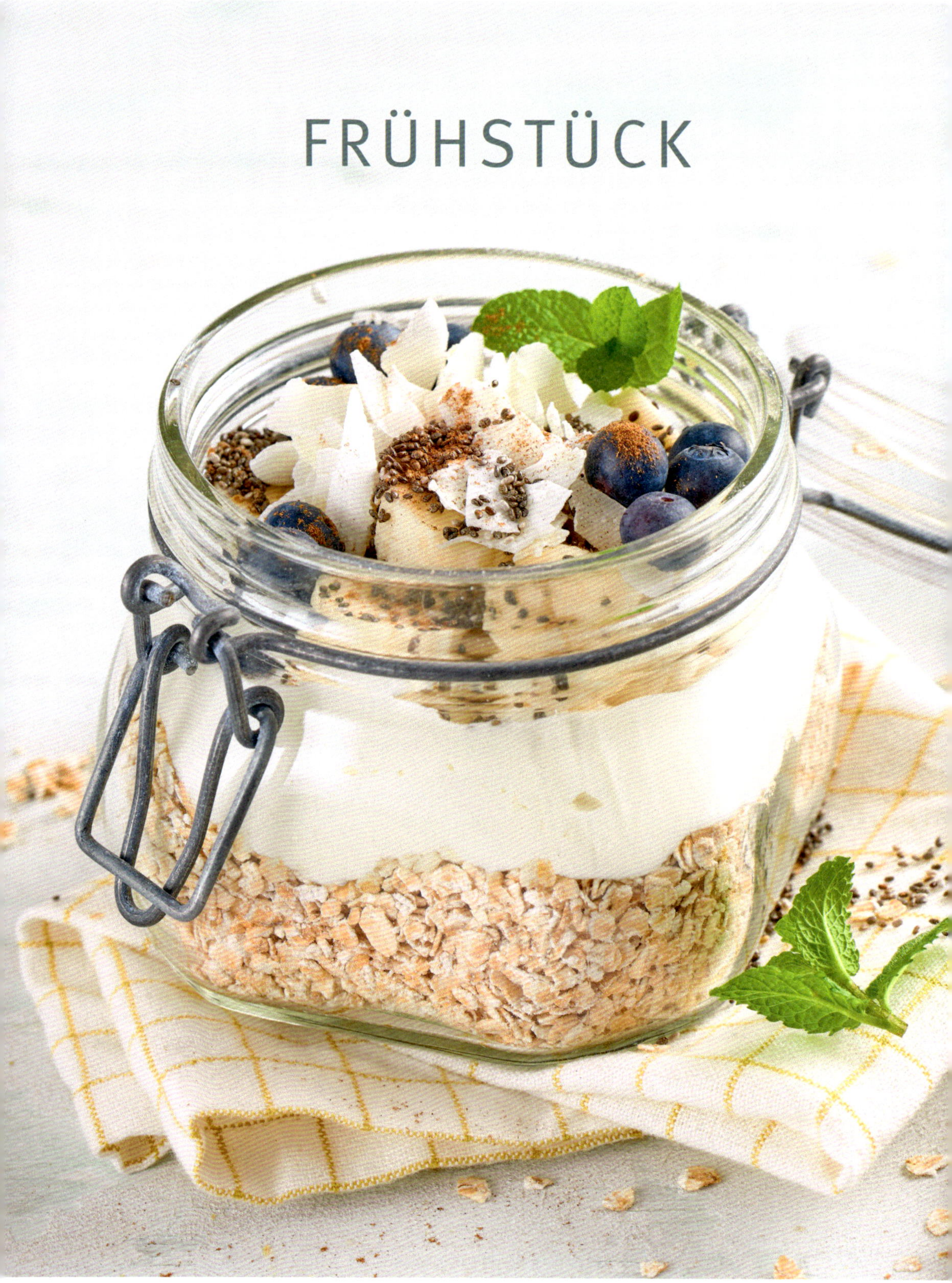

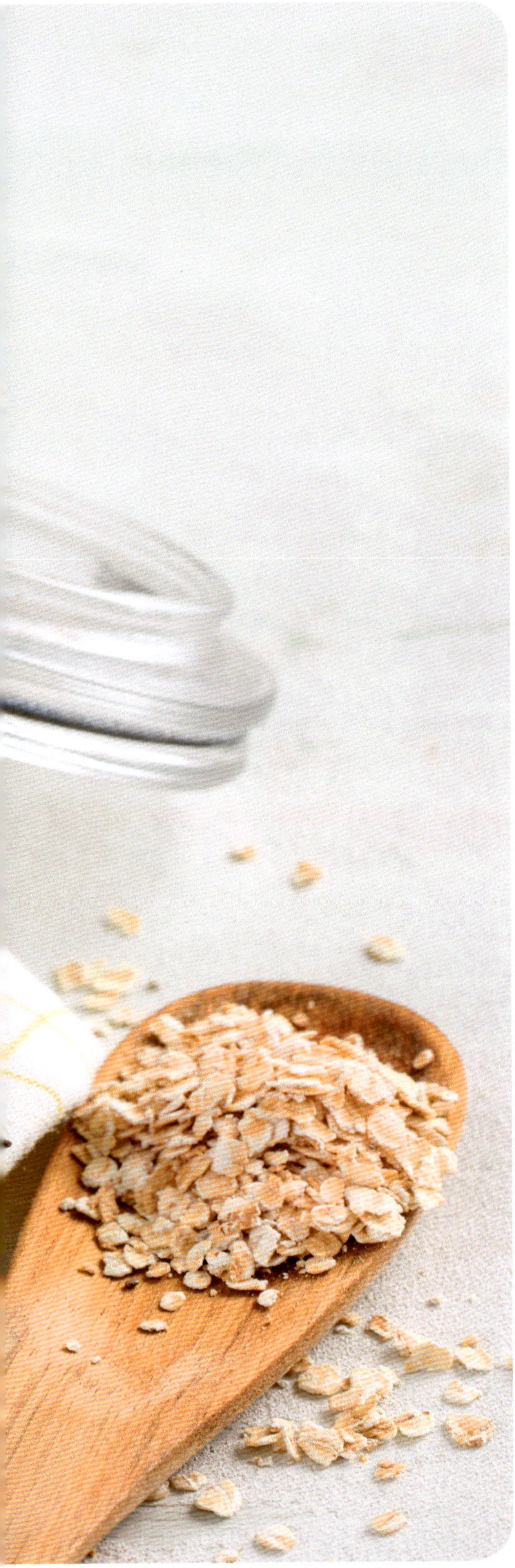

Frühstück im Glas

Für 1 Portion
5 Min.

1 kleine Banane **H** **F** • 2 EL Heidelbeeren **F** • 40 g glutenfreie Haferflocken • 1 Prise Zimt **H** • 100 g Schafsjoghurt • 1 EL gemahlene Mandeln • 1 EL Chiasamen • 1 EL Kokosraspel

● Banane schälen und in Stücke schneiden. Heidelbeeren waschen und abtropfen lassen. Haferflocken und Zimt in ein Glas geben.

● Joghurt, gemahlene Mandeln, Bananen, Chiasamen und Kokosraspel darüberschichten und mit Heidelbeeren bestreuen.

Heidelbeeren ▶ Johannisbeeren
Zimt ▶ Vanille oder Minze

Tipp Prima zum Mitnehmen für die Frühstückspause im Büro!

Nährwerte pro Portion
115 kcal • 9 g KH • 7 g F • 4 g E

Blaue Beeren im Krümelbett

Für 2 Portionen
⏲ 40 Min.

125 g glutenfreie Haferflocken • 25 g Kokosöl • 25 g Kokosraspel • ½ TL Zimt **H** • 50 g Mandelsplitter • 80 g Heidelbeeren **F** • 2 EL Schafsquark

● Den Backofen auf 180 °C Ober-/Unterhitze vorheizen. Haferflocken, Kokosöl, Kokosraspel, Zimt und Mandelsplitter vermischen.

● Heidelbeeren waschen, abtropfen lassen, in eine Auflaufform geben und die Haferflockenmischung gleichmäßig darüber verteilen. Vorsichtig miteinander vermengen.

● In den vorgeheizten Ofen stellen und 20 Min. backen. Dann die Auflaufform mit Backfolie abdecken und alles weitere 15 Min. backen.

● Den goldbraunen Auflauf kurz abkühlen lassen und mit je 1 EL Quark pro Portion genießen.

Zimt ▶ Vanille
Heidelbeeren ▶ Johannisbeeren

Tipp Ein feines Frühstück, das aber auch zu anderen Tageszeiten schmeckt.

Nährwerte pro Portion
445 kcal • 46 g KH • 20 g F • 16 g E

Dynamischer Smoothie

Für 2 Portionen
⏲ 15 Min. + 12 Std. Fermentationszeit

2 Handvoll Kräuter (Löwenzahn, Petersilie, Möhrengrün, Giersch, Feldsalat etc.) • ½ Bio-Salatgurke • 2 Möhren • 2 Äpfel **F** • ½ TL glutenfreie Haferflocken (oder Dinkel-, Erdmandel- oder Kastanienflocken etc.) • frisch gepresster Saft von ½ Zitrone **H** • 2 ML Micro-Fermentationsbeschleuniger **H**

● Kräuter waschen und trocken schütteln. Gurke und Möhren waschen, Möhren nach Bedarf schälen. Äpfel waschen, vierteln, das Kerngehäuse entfernen und das Fruchtfleisch in Stücke schneiden.

● Alle Zutaten zusammen mit den Haferflocken, dem Zitronensaft und 300 ml Wasser im Mixer zu einer geschmeidigen Masse verarbeiten.

● Micro-Fermentations-Beschleuniger dazugeben und alles mit einem Holzlöffel gut umrühren. Das Glas mit einer Membran verschließen (siehe Selbst fermentieren, Seite 80).

● Ungefähr 12 Std. bei Zimmertemperatur (mindestens 22 °C) fermentieren lassen. Im Kühlschrank ist der Smoothie ca. 2 Tage haltbar.

Micro-Fermentationsbeschleuniger ▶ Fermentations-Beschleuniger Hista-Protekt

Nährwerte pro Portion
100 kcal • 23 g KH • 1 g F • 3 g E

»Dynamischer Smoothie

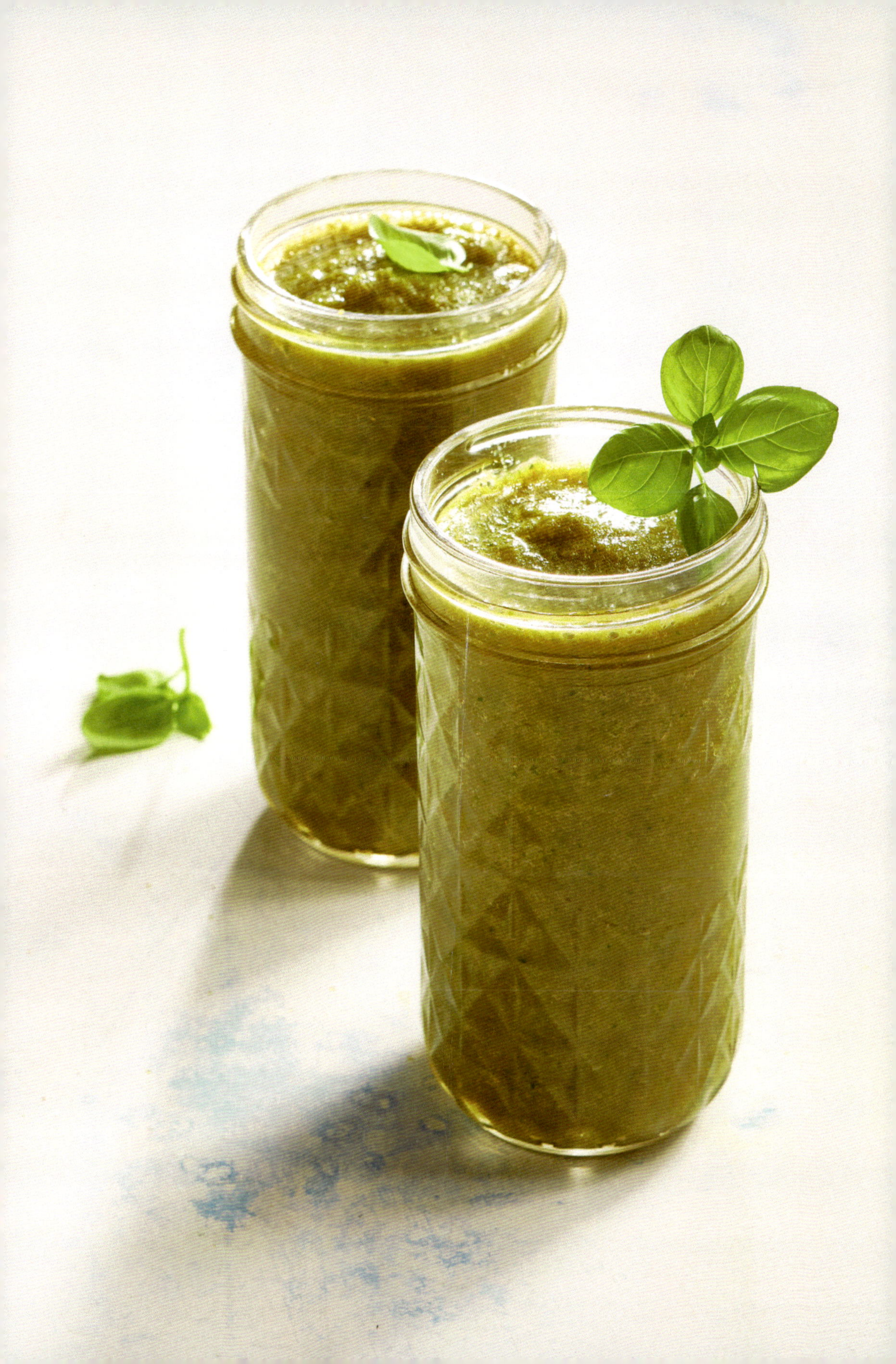

Powerstart-Protein-shake

Für 2 Portionen
5 Min.

1 kleine Handvoll Grünkohl oder Wildkräuter (TK oder frisch) • 40 g Beeren (TK oder frisch) • 2 Portionen Proteinpulver • 250 ml ungesüßter Pflanzendrink oder Kokosmilch • 2 EL Chiasamen

- Grünkohl oder Kräuter waschen, trocken schütteln und grob zerkleinern. Frische Beeren waschen, TK-Beeren unaufgetaut dazugeben.

- Alle Zutaten mit 125 ml oder etwas mehr Wasser in einem leistungsstarken Mixer gründlich mixen und genießen.

Kriterien zur Wahl des Proteinpulvers:
Beachten Sie die individuelle Verträglichkeit der Grundsubstanz, z. B. Hanf, Mandeln, Kastanie, Lupinen oder Erbsenprotein, Quinoa oder Rinderkollagen (von verlässlichen Bezugsquellen). Das Pulver sollte zucker-, soja-, molke- und zusatzstofffrei sowie schadstoffgeprüft sein (Reisprotein ist oftmals stark belastet).
Es ist ratsam, mit einer kleinen Pulvermenge zu beginnen und bei guter Darmverträglichkeit nach und nach die Menge zu erhöhen.

Nährwerte pro Portion
145 kcal • 13 g KH • 7 g F • 6 g E

Joghurt aus Erbsen-proteindrink

Für 10 Becher à 100 ml
10 Min. plus 14 Stunden Reifezeit

1 l Erbsenproteindrink **H F** (z. B. von vly) • 1 Pck. veganes Joghurtferment (z. B. von my.yo) oder 6 Kps. Bakterienkulturen (20 Mrd. KbE/Kps., z. B. von Nature Love Probiona)

- Den Backofen auf 50 °C Ober-/Unterhitze vorheizen, dann ausschalten, aber das Licht anlassen. So entsteht die sanfte Wärme, die für das Reifen des Joghurts benötigt wird.

- Erbsenproteindrink in einem Topf auf 38–40 °C erhitzen. Das Ferment einrühren, die Flüssigkeit in 10 Gläser füllen und 12–14 Std. im Backofen ruhen lassen.

- Dann die Joghurtgläser über Nacht in den Kühlschrank stellen.

Tipp Die Gläser zuvor am besten sterilisieren, damit der Joghurt nicht verdirbt.

Nährwerte pro Portion
54 kcal • 3 g KH • 3 g F • 4 g E

Oatmeal aus dem Ofen

Für 2 Portionen
5 Min. + 10 Min. Quellzeit + 20–25 Min. Backzeit

100 g Dinkelflocken • 20 g gemahlene Mandeln • 1 EL Mandelmus • etwas Mark aus einer Vanilleschote • 2 Äpfel **F** • etwas frisch gepresster Saft und abgeriebene Schale von 1 Bio-Zitrone **H** • Zimt **H** • 100 g Schafsjoghurt

- Den Backofen auf 180 °C Ober-/Unterhitze vorheizen. Dinkelflocken mit 200 ml heißem Wasser übergießen und 10 Min. quellen lassen. Dann Mandeln, Mandelmus und Vanille dazugeben und vermischen.

- Äpfel waschen, vierteln, das Kerngehäuse entfernen und das Fruchtfleisch in kleine Würfel schneiden. Mit Zitronensaft und -schale und etwas Zimt vermischen.

- Äpfel in zwei kleine Auflaufformen geben, die gequollenen Flocken darüber verteilen und das Oatmeal 20–25 Min. im vorgeheizten Ofen backen.

- Joghurt mit etwas Zimt verrühren und zum warmen Oatmeal servieren.

Äpfel ▶ gegarter Rhabarber oder Beeren
Zimt ▶ Vanille

Tipp Besonders wohltuend als Winterfrühstück!

Nährwerte pro Portion
350 kcal • 54 g KH • 10 g F • 10 g E

Deftige Frühstücksküchlein

Für 2 Portionen
5 Min. + 15 Min. Einweichzeit + 15 Min. Backzeit

4 EL glutenfreie Haferflocken • 1 Prise Salz • 2 EL Olivenöl • 120 g Feta

- Haferflocken und Salz in eine Schüssel geben, mit kochendem Wasser bedecken und 15 Min. quellen lassen.

- Öl und zerbröselten Feta dazugeben und gut vermengen.

- Eine beschichtete Pfanne erhitzen, die Haferflockenmischung hineingeben und bei schwacher Hitze beidseitig ca. 15 Min. backen, bis das Omelett schön knusprig ist.

Tipp Wer mag, gibt noch gehackte Kräuter oder kleingeschnittenes Gemüse nach Lust und Laune dazu.

Nährwerte pro Portion
327 kcal • 10 g KH • 26 g F • 12 g E

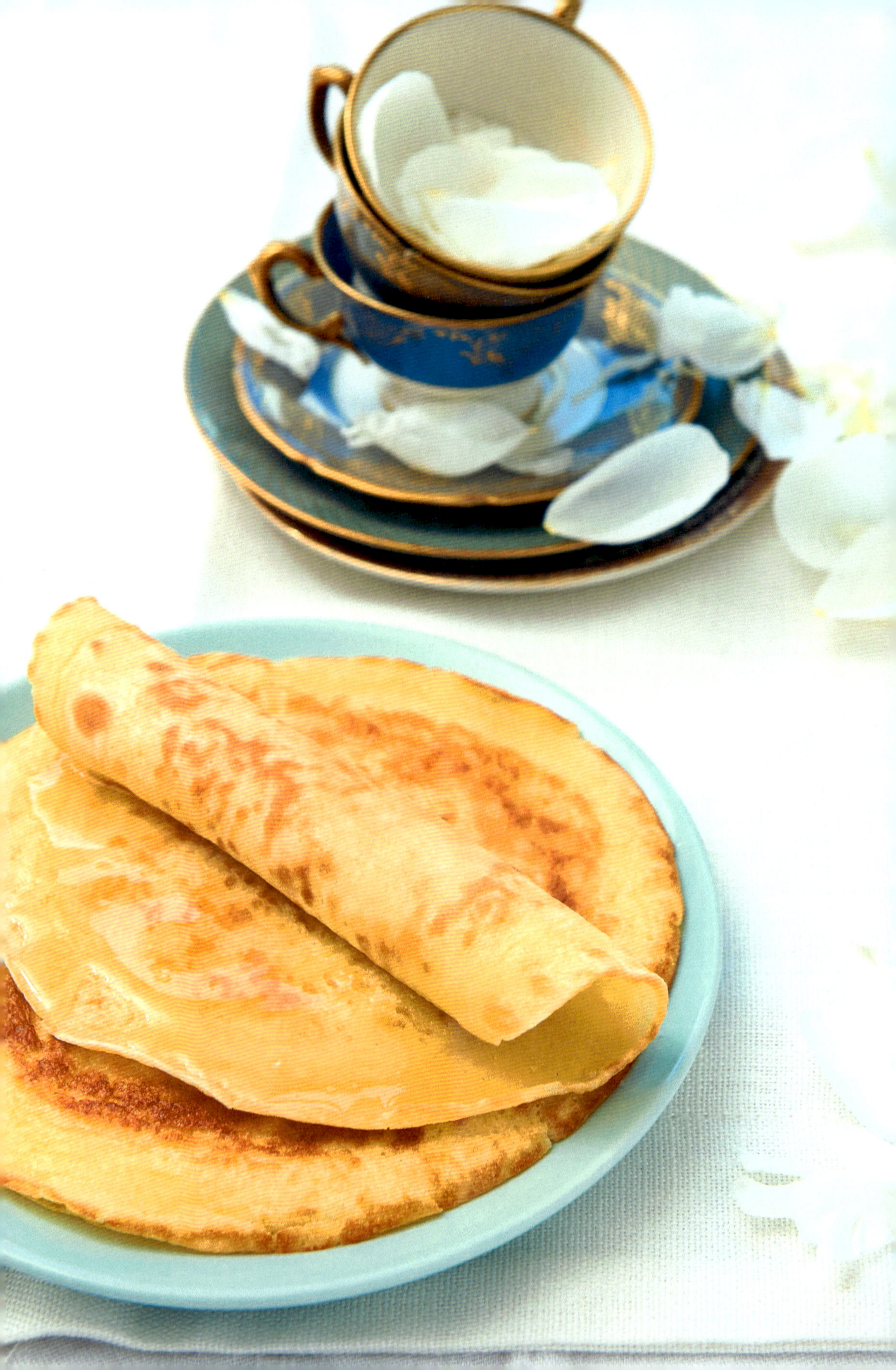

Frühstückspfannkuchen

Für 6 Stück
30 Min.

Für die Pfannkuchen
- 1 EL Leinsamen **H**
- 3 EL glutenfreies Hafermehl
- 2 EL Kokosmehl
- 1 TL Backpulver
- 1 Prise Salz
- 160 ml Pflanzendrink, evtl. etwas mehr
- Kokosöl zum Backen

Für das Topping
- 2 EL Schafsquark (oder pflanzliche Variante)
- 1 EL Schafsjoghurt (oder pflanzliche Variante)
- 1 Banane **H F**
- 1–2 Prisen Kokosblütenzucker

● Leinsamen mit 2 EL Wasser verrühren und 5 Min. quellen lassen. Hafermehl, Kokosmehl, Backpulver und Salz vermengen.

● Angedickten Leinsamen und Pflanzendrink dazugeben und zügig zu einem Teig verrühren. Wenn der Teig zu dick ist, noch etwas Pflanzendrink zugeben.

● Kokosöl in einer kleinen Pfanne erhitzen, den Teig mit einem Löffel hineingeben (sodass der Pfannkuchen etwa einen Durchmesser von 10 cm hat) und einige Min. backen, bis sich Blasen an der Oberfläche bilden. Dann den Pfannkuchen mit einem Spatel wenden und auf der anderen Seite goldbraun backen.

● Aus dem verbliebenen Teig nach und nach 5 weitere Pfannkuchen backen.

● Für das Topping Quark und Joghurt mischen und auf die Pfannkuchen geben. Banane schälen, in Stücke schneiden und drauf verteilen. Mit Kokosblütenzucker bestreuen.

Leinsamen ▶ Chiasamen
Banane ▶ Heidelbeeren ▶ Johannisbeeren

Nährwerte pro Stück
95 kcal • 12 g KH • 3 g F • 4 g E

SALATE UND SUPPEN

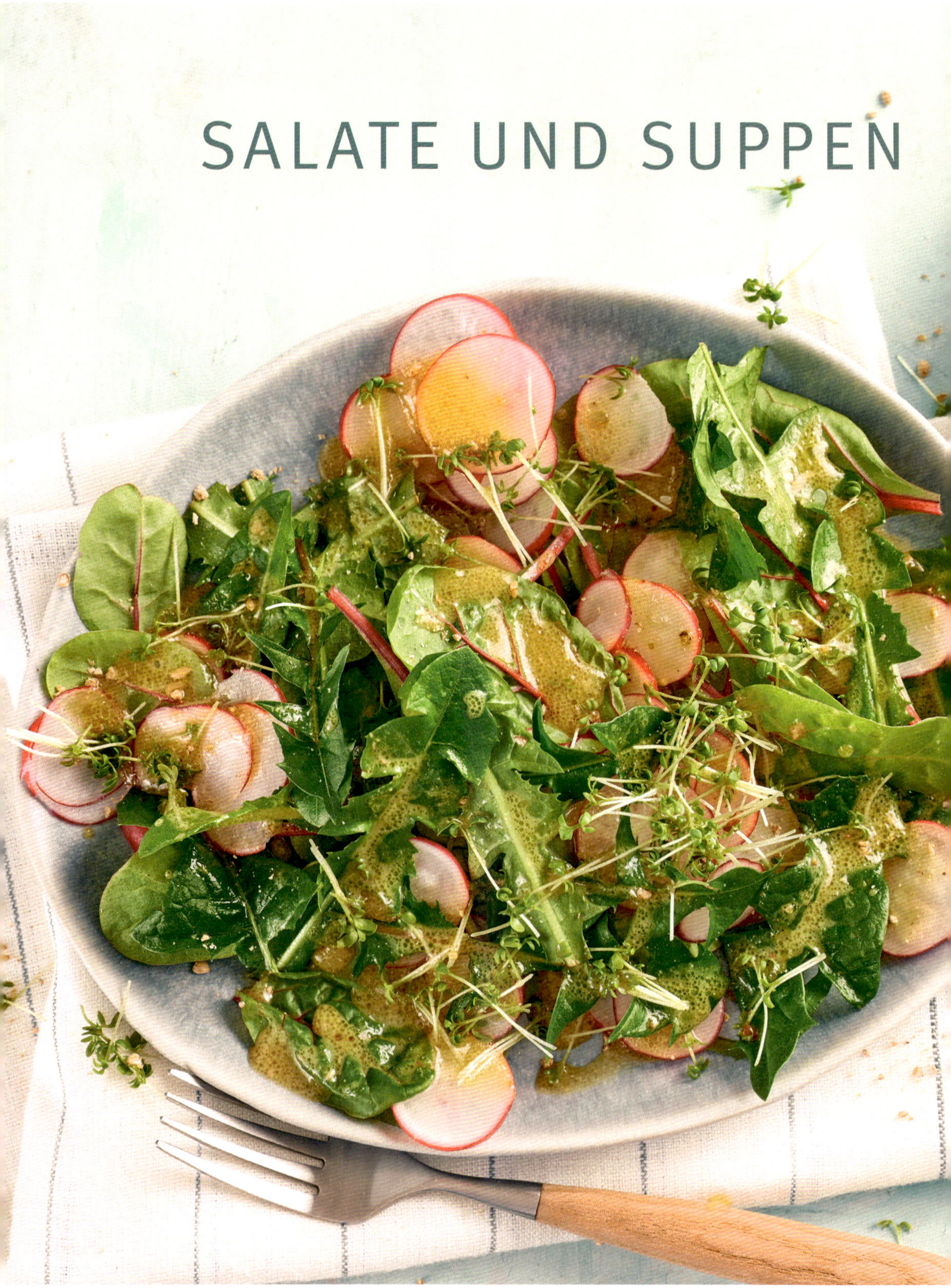

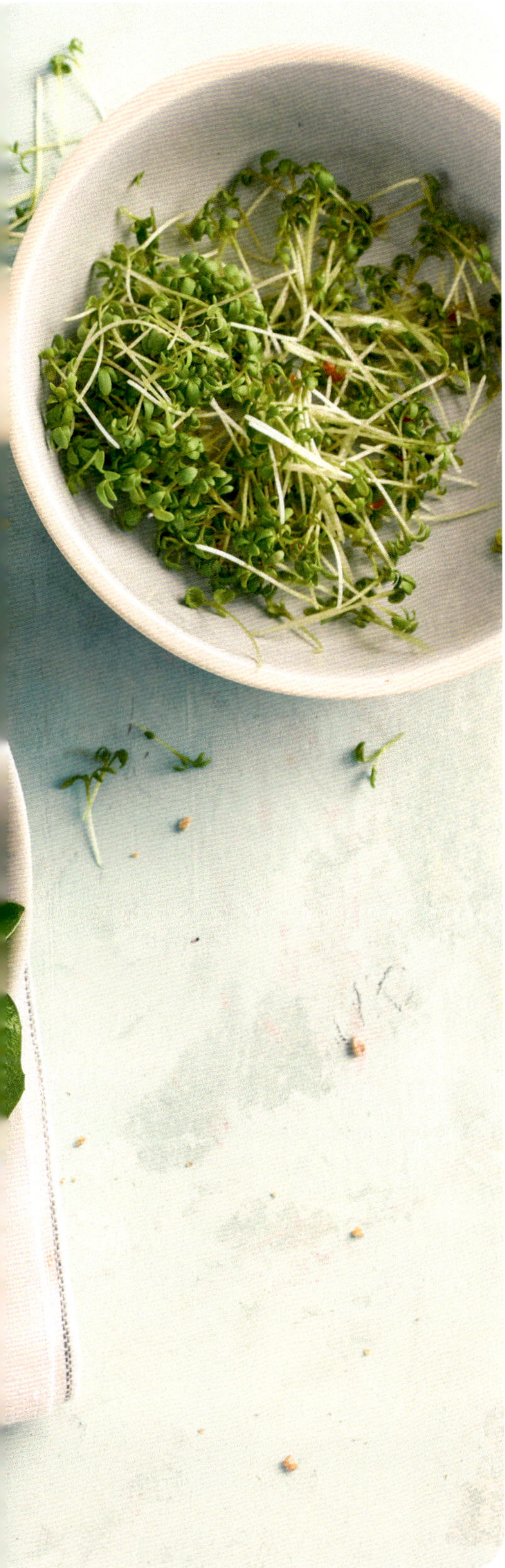

Frühlingskräutersalat

Für 2 Portionen
15 Min.

2 EL Apfelessig **H** • ½ TL Senf **H F** • Salz • Pfeffer **H** • 4 EL Olivenöl • 4 Handvoll junger Löwenzahn • 100 g zarte Mangoldblätter • 80 g Kresse • 1 Bund Radieschen

- Essig, Senf, Salz, Pfeffer und Öl zu einer würzigen Salatsauce verquirlen.

- Löwenzahn und Mangold waschen und trocken schütteln oder tupfen. Die Blätter in mundgerechte Stücke zupfen, Kresse mit einer Schere vom Beet schneiden. Radieschen vom Grün befreien, waschen und in feine Scheiben hobeln.

- Alles in einer Schüssel behutsam mit der Salatsauce vermengen.

Tipp Das bringt den Stoffwechsel im Frühjahr auf Trab!

Nährwerte pro Portion
263 kcal • 8 g KH • 22 g F • 7 g E

Frühlingssalat

Für 2 Portionen
15 Min.

90 g Rote Johannisbeeren • 100 g Pflücksalat • 70 g weißer Rettich • 120 g gelbe Cocktailtomaten **H F**
Für das Dressing
1 TL rotes Johannisbeergelee **F** • 1 TL Senf **H F** • 1 EL Himbeeressig **H F** • 3 EL Öl • Salz • Pfeffer **H**

- Johannisbeeren waschen, trocken tupfen und von den Rispen streifen. Salat waschen, putzen, trocken schleudern und in mundgerechte Stücke zupfen. Rettich waschen, schälen und in feine Scheiben hobeln. Tomaten waschen und halbieren. Alle Zutaten in eine Schüssel geben.

- Für das Dressing Johannisbeergelee mit Senf und Essig vermengen, das Öl unterschlagen und mit Salz und Pfeffer würzen.

- Das Dressing über den Salat geben und vorsichtig damit vermengen.

Das passt dazu Schön als Beilage zum Grillen oder auch lecker zu Süßkartoffelpüree (Seite 120)

Nährwerte pro Portion
215 kcal • 11 g KH • 16 g F • 3 g E

Roter Mangoldsalat

Für 2 Portionen
20 Min.

3 EL Branntweinessig • ½ TL geriebener Ingwer **F** • Salz • Pfeffer **H** • 6 EL Olivenöl • 300 ml Rote-Bete-Saft **F** • 500 g zarter Stielmangold • 2 EL Schnittlauchröllchen

- Essig, Ingwer, Salz, Pfeffer und Öl zu einer Salatsauce verquirlen.

- Rote-Bete-Saft mit 100 ml Wasser in einen Topf geben, aufkochen und salzen.

- Mangold waschen, putzen und in mundgerechte Stücke schneiden. In den kochenden Rote-Bete-Saft geben und bissfest garen. In einem Sieb gut abtropfen lassen.

- Mangold noch warm in die Marinade geben und 10 Min. durchziehen lassen.

- Mit Schnittlauch bestreuen und genießen.

Das passt dazu Eine schöne Zutat in einer Bowl oder auch lecker zu Fleisch und Reis

Nährwerte pro Portion
200 kcal • 8 g KH • 14 g F • 6 g E

Schichtsalat mit Süßkartoffeln und Feldsalat

Für 2 Portionen
35 Min.

50 g Feldsalat • 1 EL Sprossen • 1 rote Zwiebel H F • 1 Knoblauchzehe H F • 1 TL Olivenöl • 1 Süßkartoffel • Paprikapulver F • gemahlener Kreuzkümmel H • Salz • Pfeffer H • 1 kleine Avocado H • 1 EL frisch gepresster Zitronensaft H

- Feldsalat waschen, trocken schleudern und putzen. Sprossen waschen und trocken schütteln. Zwiebel schälen und in Halbringe schneiden. Knoblauch schälen und fein hacken. Olivenöl erhitzen und Knoblauch und Zwiebeln darin anschwitzen.

- Süßkartoffel schälen und in kleine Stücke schneiden. Zu den Zwiebeln geben und mitgaren. Mit den Gewürzen abschmecken.

- Für das Dressing Avocado halbieren, Kern entfernen, Fruchtfleisch herauslösen, zerdrücken und mit Zitronensaft, Pfeffer und Salz würzen.

- Süßkartoffel-Zwiebel-Mischung in ein Glas schichten, das Dressing daraufgeben, den Feldsalat darübergeben und mit den Sprossen toppen.

Avocado ▶ Mandelmus oder Brokkomole (Seite 118)

Tipp Toll zum Mitnehmen!

Nährwerte pro Portion
425 kcal • 27 g KH • 31 g F • 5 g E

Rote-Bete-Brombeer-Salat

Für 2 Portionen
15 Min.

20 g Pinienkerne H • 1 kleiner Radicchio H F • 30 g Feldsalat • 250 g vorgegarte rote Bete H F • 100 g Feta • 70 g Brombeeren

Für das Dressing
1 kleine rote Zwiebel H F • 1 TL Öl • 1 EL Himbeeressig H F • 25 ml Apfelsaft H F • 2 EL Olivenöl • Salz • Pfeffer H

- Pinienkerne in einer Pfanne ohne Fett rösten, bis sie zu duften beginnen, und abkühlen lassen.

- Für das Dressing Zwiebel schälen und fein würfeln. Öl erhitzen, die Zwiebel darin glasig dünsten und mit Essig ablöschen. Apfelsaft und Olivenöl unterrühren und mit Salz und Pfeffer abschmecken.

- Salate waschen, putzen und in mundgerechte Stücke zupfen. Rote Bete halbieren und in dünne Scheiben schneiden. Auf Tellern anrichten und den Salat darauf verteilen.

- Feta zerbröseln, Brombeeren waschen und beides über den Salat streuen. Das Dressing über den Salat geben und mit Pinienkernen bestreut servieren.

vorgegarte rote Bete ▶ frische gegarte rote Bete

Nährwerte pro Portion
365 kcal • 16 g KH • 25 g F • 16 g E

Salat vom Feld

Für 2 Portionen
20 Min.

1 kleine Mango **F** • etwas frisch gepresster Zitronensaft **H** • TL Butter • Salz • 2 EL Olivenöl • 1 EL Verjus extrasauer • 100 g Feldsalat • 100 g schnittfester Manouri (ricottaähnlicher Frischkäse von Schaf und/oder Ziege) • 1 Kästchen Sprossen oder Kresse

- Mango schälen, das Fruchtfleisch vom Stein lösen und in Würfel schneiden. Mit etwas Zitronensaft beträufeln.

- Butter in einer Pfanne erhitzen und die Mangowürfel darin karamellisieren, bis sie eine leichte Bräune haben. Leicht salzen.

- 2 EL Mangofruchtfleisch mit Öl und Verjus pürieren. Mit Salz und Pfeffer würzen.

- Feldsalat waschen, putzen, trocken schleudern und auf die Teller verteilen. Manouri in Würfel schneiden und auf den Salat geben.

- Mit je 2–3 EL Marinade und Mangowürfeln anrichten und mit den Sprossen oder Kresse bestreuen.

Das passt dazu Fleischgerichte – oder einfach nur so

Nährwerte pro Portion
315 kcal • 17 g KH • 24 g F • 7 g E

Warmer griechischer Wintersalat

Für 2 Portionen
15 Min.

500 g Gemüse (siehe Tipp) • 2 EL Olivenöl • frisch gepresster Saft von 1 Zitrone **H** • Salz • Pfeffer **H**

- Gemüse waschen, putzen und in mundgerechte Stücke schneiden. In einen Topf geben und mit etwas Wasser mit geschlossenem Deckel gar dünsten.

- Dann das Gemüse mit Öl, Zitronensaft, Salz und Pfeffer abschmecken.

Tipp Schmeckt wunderbar mit Endiviensalat, Blumenkohl oder Weißkohl. Jedoch immer nur eine Sorte!

Nährwerte pro Portion
160 kcal • 6 g KH • 15 g F • 6 g E

» Warmer griechischer Wintersalat

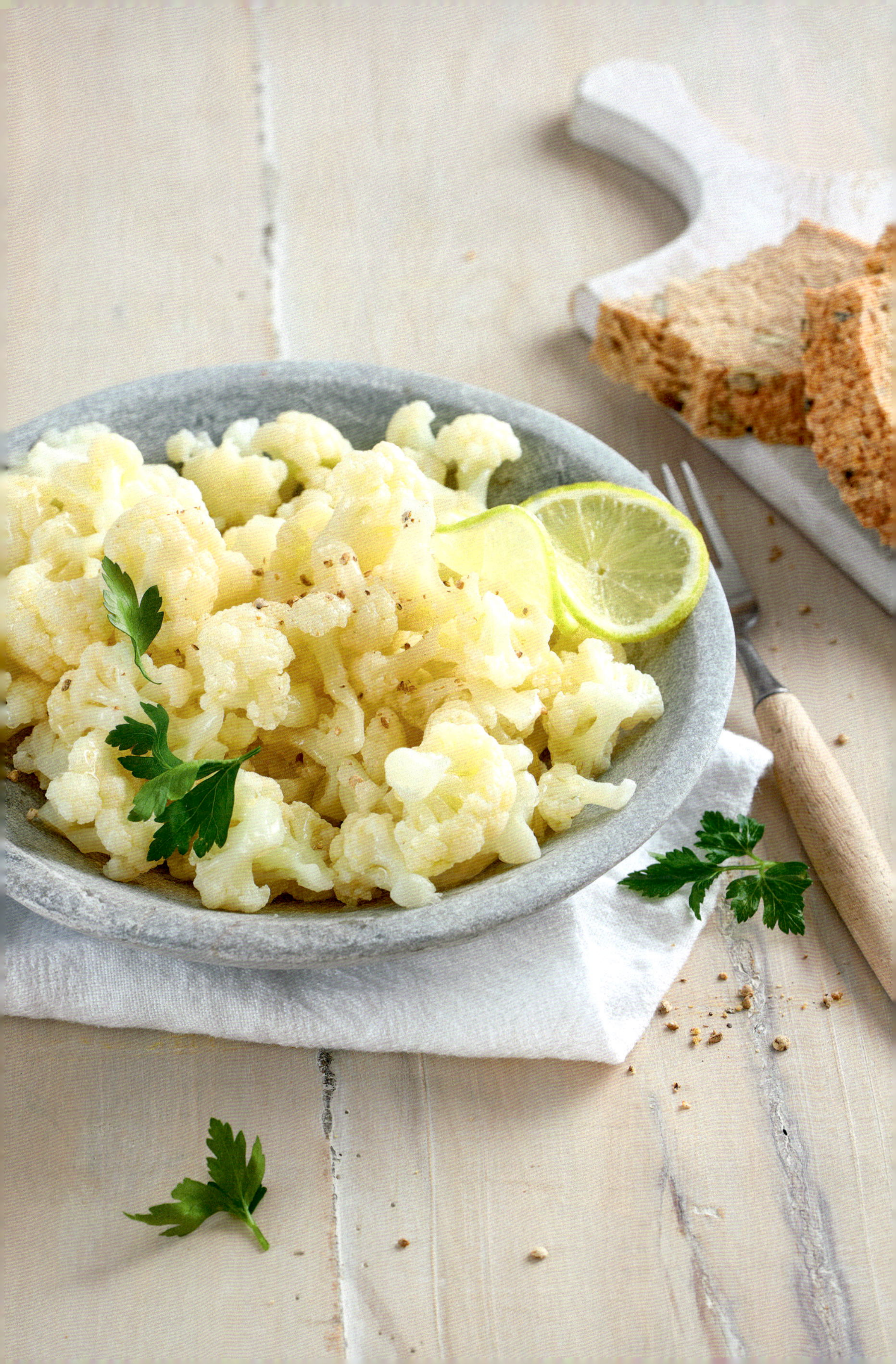

Schwarzer Reissalat mit Paprika

Für 2–3 Portionen
1 Std.

- 125 g schwarzer Venere-Reis
- Salz
- 2 rote Spitzpaprika **F**
- 1 Zwiebel **H** **F**
- 1 Knoblauchzehen **H** **F**
- 1 EL Olivenöl
- 1 TL Ahornsirup **F**
- Pfeffer **H**
- 1 EL Branntweinessig
- ½ Stange Staudensellerie
- 1 TL frisch gepresster Zitronensaft **H**

● Reis nach Packungsbeilage in leicht gesalzenem Wasser bissfest kochen, dann abgießen und abkühlen lassen.

● Paprika mit einem Sparschäler schälen. Einen Deckel abschneiden, Samen und Scheidewände entfernen und das Fruchtfleisch waschen und in Ringe schneiden. Zwiebeln schälen und in Ringe schneiden. Knoblauch schälen und fein hacken.

● Olivenöl in einer Pfanne erhitzen und die Zwiebeln darin glasig dünsten. Ahornsirup darübergeben und Zwiebeln unter stetigem Rühren karamellisieren lassen. Dann Paprika und Knoblauch dazugeben.

● Mit etwa 50 ml Wasser ablöschen und die Temperatur reduzieren. Immer wieder rühren und evtl. nochmals etwas Wasser dazugeben. Das Gemüse garen, bis es samtig weich ist. Mit Salz, Pfeffer und Essig abschmecken.

● Sellerie waschen und in sehr kleine Stückchen schneiden. Zusammen mit der Paprika zu dem Reis geben. Alles vorsichtig vermengen und mit Zitronensaft abschmecken.

Spitzpaprika ▶ geschält oder grüne oder gelbe Paprikaschote

Tipp Schmeckt abgekühlt als Salat und warm als Reisgericht. Toll für das Grillfest und zum Mitnehmen!

Nährwerte pro Portion
220 kcal • 34 g KH • 5 g F • 6 g E

Mediterraner Grünkohl

Für 2 Portionen
⏱ 20 Min.

20 g Pinienkerne H • 800 g frischer Grünkohl oder 400 g TK-Grünkohl • 2 EL Olivenöl • 250 g Kirschtomaten H F • Salz • Pfeffer H • Parmesan H

● Pinienkerne in einer Pfanne ohne Fett goldbraun rösten, bis sie zu duften beginnen. Parmesan reiben. Grünkohl waschen, putzen und in Streifen schneiden bzw. rechtzeitig auftauen lassen.

● Öl in einer Panne erhitzen und den Grünkohl darin andünsten. Kirschtomaten waschen, kurz mit in der Pfanne erwärmen und mit Salz und Pfeffer würzen.

● Mit den gerösteten Pinienkerne und dem Parmesan bestreuen und servieren.

Kirschtomaten ▶ Paprikaschote ▶ evtl. gelbe Paprikaschote
Parmesan ▶ junger Schafsgouda

Tipp Schmeckt sowohl warm als Beilage als auch kalt als Salat.

Nährwerte pro Portion
410 kcal • 16 g KH • 23 g F • 24 g E

Pink-Lady-Suppe

Für 2 Portionen
⏱ 40 Min.

500 g Rotkohl F • 1 kleiner Apfel F • 200 g Kartoffeln • 1 kleine Zwiebel H F • 1 kleines Stück Ingwer F • 2 EL Kokosöl • Salz • 500 ml Gemüsebrühe H F • 200 ml Kokosmilch • 20 ml Branntweinessig

● Kohl halbieren, den Strunk herausschneiden und den Kohl in kleine Stücke schneiden.

● Kartoffeln waschen und schälen. Apfel waschen, vierteln und das Kerngehäuse entfernen. Apfel und Kartoffeln in kleine Stücke schneiden. Zwiebel schälen und würfeln. Ingwer schälen und fein reiben.

● Kokosöl in einem Topf erhitzen. Zwiebel und Rotkohl kurz darin andünsten und salzen. Apfel und Kartoffeln zugeben und kurz mitdünsten.

● Gemüsebrühe, Kokosmilch und Ingwer zugeben und die Suppe ca. 25 Min. köcheln lassen.

● Kurz vor Ende der Garzeit mit dem Essig abschmecken, dann fein pürieren und sofort servieren.

Ingwer ▶ Muskatnuss oder Sternanis

Nährwerte pro Portion
820 kcal • 39 g KH • 67 g F • 14 g E

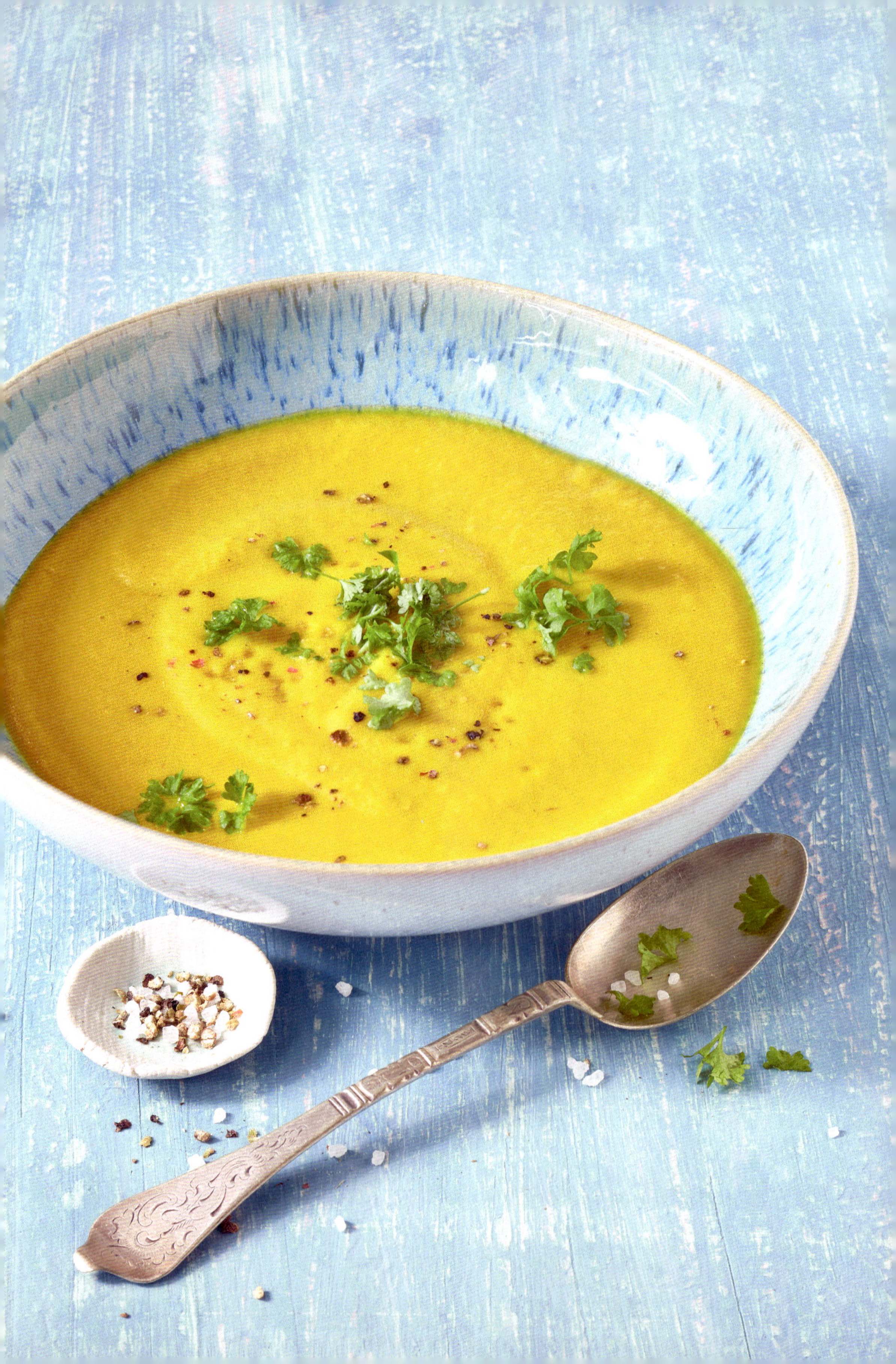

Kokos-Möhren-Süppchen

Für 2 Portionen
20 Min.

1 Zwiebel **H F** • 1 TL Kokosöl • 350 g Möhren • 1 cm Ingwer **H F** • 400 ml Gemüsebrühe **H F** • 100 ml Kokosmilch • Salz • Pfeffer **H** • 1 TL gehackte Petersilie

- Zwiebel schälen und würfeln. Kokosöl in einem Topf erhitzen und die Zwiebel darin glasig anschwitzen.

- Möhren schälen und in Scheiben schneiden. Ingwer schälen und reiben. Beides zu den Zwiebeln geben, kurz mitdünsten und mit der Gemüsebrühe ablöschen. Bei schwacher Hitze 10 Min. kochen lassen. Dann mit dem Pürierstab oder in der Küchenmaschine pürieren.

- Kokosmilch, Salz und Pfeffer hinzufügen und nochmals aufkochen lassen.

- Mit Petersilie garniert servieren.

Ingwer ➔ Muskatnuss oder Sternanis

Tipp Statt mit Petersilie mit Kokosraspeln garnieren.

Nährwerte pro Portion
200 kcal • 13 g KH • 13 g F • 3 g E

Süßkartoffelsuppe

Für 2 Portionen
25 Min.

400 g Süßkartoffeln • 1 Zwiebel **H F** • 1 Knoblauchzehe **H F** • 10 g Ingwer **F** • 2 EL Öl • 500 ml Brühe **H F** • 200 ml Kokosmilch • Salz • Pfeffer **H** • 1 EL frisch gepresster Zitronensaft **H** • 1 Tomate **H F** • 1 EL gehackte Petersilie

- Süßkartoffeln waschen, schälen und in Würfel schneiden. Zwiebel, Knoblauch und Ingwer schälen und fein hacken.

- Öl in einem Topf erhitzen und alles bei mittlerer Hitze andünsten. Mit der Brühe ablöschen und 15 Min. zugedeckt köcheln lassen.

- Die Suppe fein pürieren, Kokosmilch einrühren und nochmals kurz aufkochen lassen. Mit Salz, Pfeffer und Zitronensaft abschmecken.

- Tomate waschen, vierteln, Kerne entfernen und das Fruchtfleisch in kleine Würfel schneiden. Zusammen mit der Petersilie über die Suppe geben.

Ingwer ➔ Muskatnuss oder Sternanis

Nährwerte pro Portion
640 kcal • 57 g KH • 40 g F • 7 g E

« Kokos-Möhren-Süppchen

Lang gegarte Gemüsekraftbrühe

Für 4 Portionen

⏲ 10 Min. + 8–10 Std. Kochzeit

2 Möhren • 1 kleine Lauchstange **F** • 1 Fenchel • 1 Pastinake • 1 Petersilienwurzel • 1 Zwiebel **H F** • 1 EL Olivenöl • ½ Bund Petersilie • 1 Lorbeerblatt **H** • 1 TL Bockshornkleesamen **H**

- Gemüse und Zwiebel waschen und in grobe Stücke schneiden. Öl in einem großen Topf erhitzen und das Gemüse ungeschält darin anrösten.

- Petersilie waschen und grob zerteilen. Zusammen mit dem Lorbeerblatt und dem Bockshornkleesamen kurz mitrösten.

- Mit 1 l Wasser aufgießen, kurz aufkochen lassen, evtl. entstehenden Schaum abschöpfen und dann am besten 8–10 Std. leise köcheln lassen.

- Am Ende der Garzeit durch ein Sieb gießen.

Lauch ▶ Pak Choi oder Mangold

Tipp Die Brühe entweder pur genießen oder als Fond für weitere Suppen nutzen. Sie kann auch eingemacht oder portionsweise eingefroren werden.

Nährwerte pro Portion
95 kcal • 14 g KH • 1 g F • 5 g E

Lang gegarte Knochenbrühe

Für 4 Portionen

⏲ 10 Min. + (evtl. 1 Std. Ruhezeit) + 4–20 Std. Kochzeit

500 g gemischte Knochen, ½ Hähnchen oder ½ Suppenhuhn **H** • 1 Möhre • 1 Stück Knollensellerie • 1 Stück Lauch **F** • 6 Pfefferkörner **H** • 2 Lorbeerblätter **H** • 2–3 Gewürznelken • 1 Sternanis • 3 Pimentkörner • frische Kräuter nach Verträglichkeit und Geschmack

- Knochen oder Fleisch abwaschen und mit 1 l Wasser in einen großen Topf geben. Gemüse waschen und in grobe Stücke schneiden, nur bei Bedarf schälen. Zusammen mit den Gewürzen zum Fleisch geben.

- Wasser bis kurz vor dem Siedepunkt erhitzen (nicht sprudelnd kochen!) und alles mindestens 4, maximal 20 Std. ganz sanft köcheln lassen. Salz erst nach Ende der Garzeit zufügen.

- Brühe durch ein Sieb gießen und mit Salz und Pfeffer abschmecken.

Lauch ▶ Pak Choi oder Mangold

Variante Wer möchte und Zeit hat, kann vor dem Kochen 2 EL Apfelessig zufügen und das Ganze 1 Stunde ziehen lassen.

Tipp Entweder sofort trinken und Kraft tanken oder für die späterer Verwendung abfüllen und einfrieren oder einmachen.

Nährwerte pro Portion
180 kcal • 6 g KH • 3 g F • 30 g E

» Lang gegarte Knochenbrühe

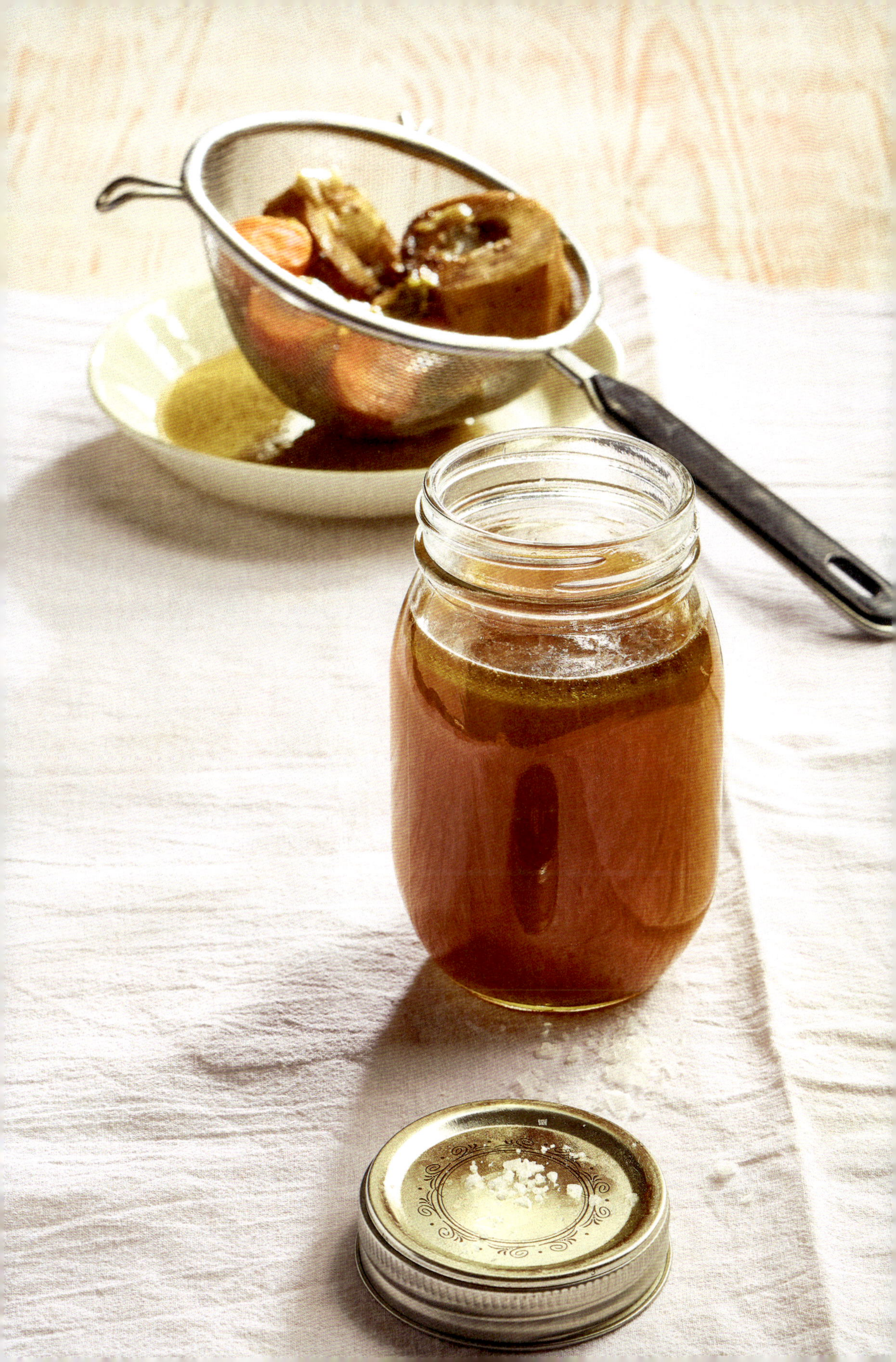

KLEINIGKEITEN, BEILAGEN, DIPS UND SAUCEN

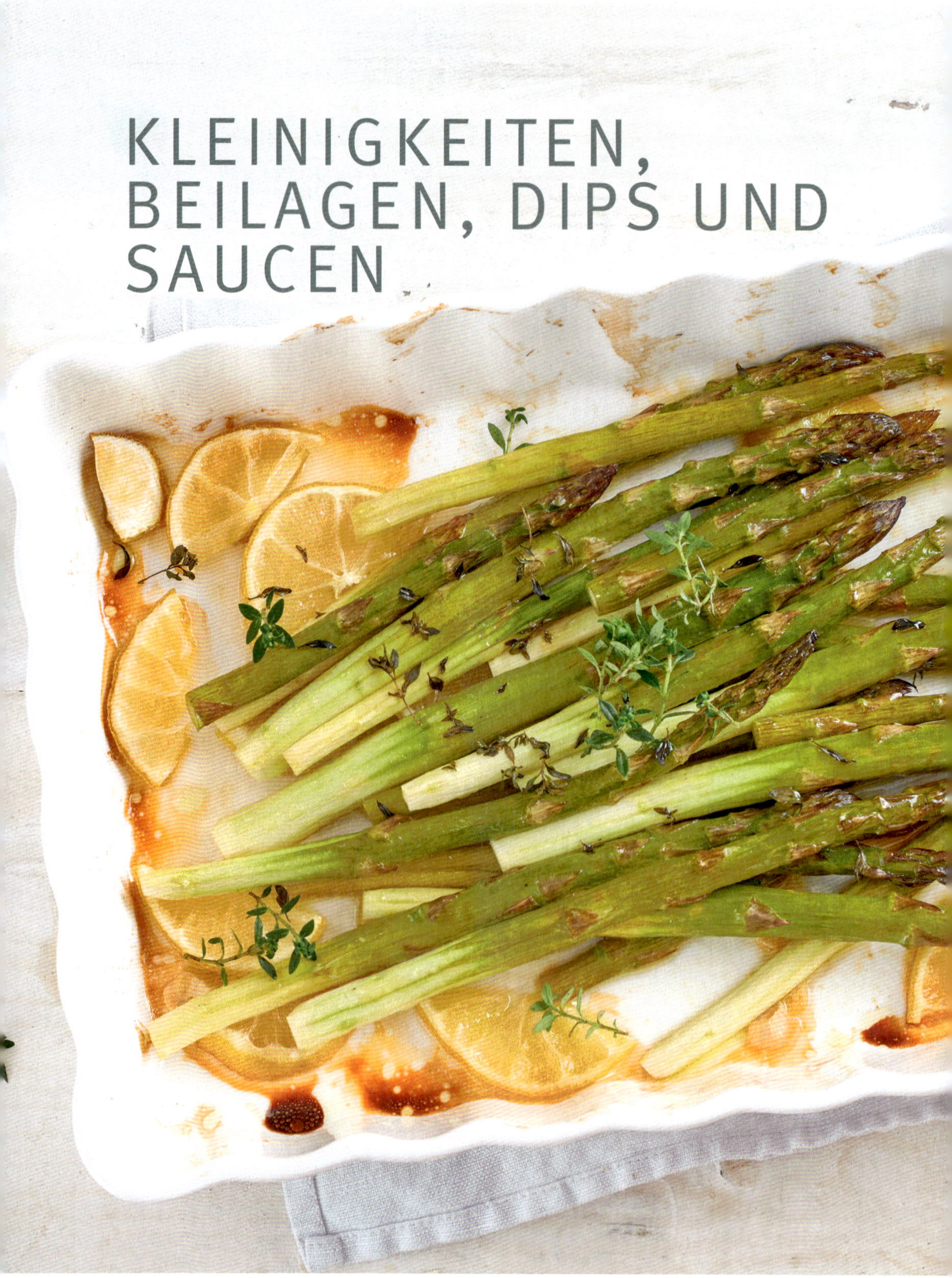

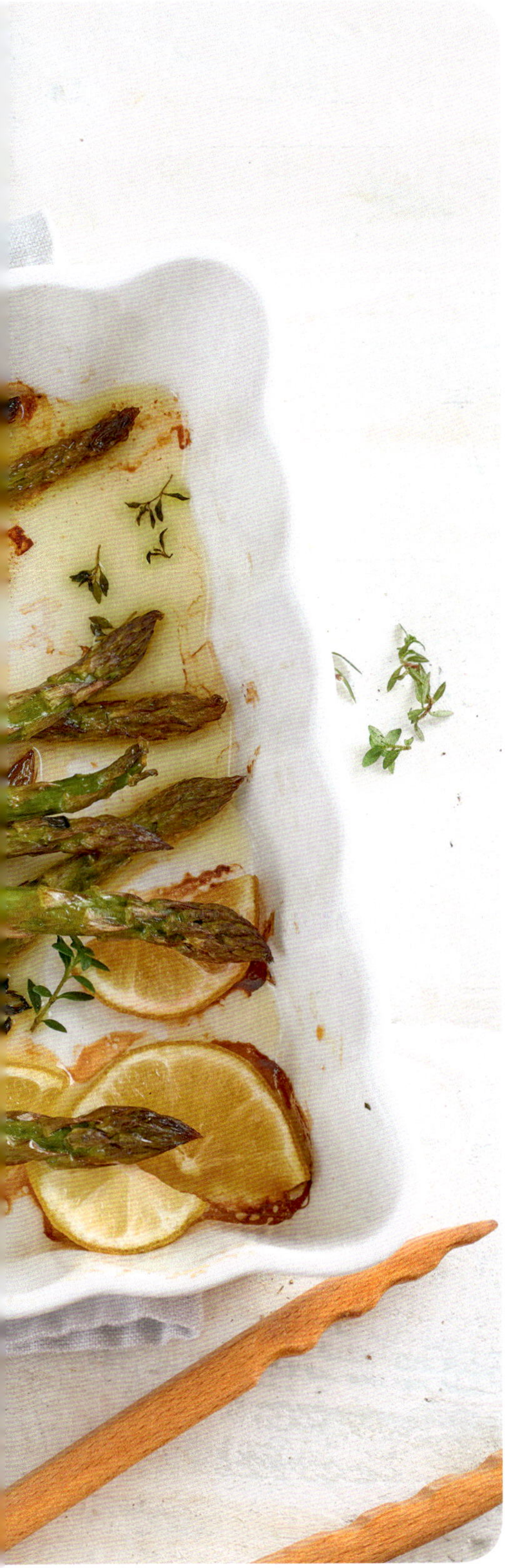

Grüner Spargel mit Honig und Zitrone

Für 2 Portionen
30 Min.

500 g grüner Spargel **F** (Fruktosegehalt schwankt) • 1 TL flüssiger Honig **F** • 3 EL Olivenöl • 2 Knoblauchzehen **H F** • 1 Bio-Zitrone **H** • Thymianzweige

- Den Backofen auf 180 °C Ober-/Unterhitze vorheizen. Spargel waschen, im unteren Drittel schälen und holzige Enden abschneiden. Dann in eine ofenfeste Form geben.

- Honig und Öl (*H:* und Verjus) in einer kleinen Schüssel verrühren. Gleichmäßig über den Spargel verteilen.

- Knoblauch schälen und in Scheiben schneiden. Zwischen dem Gemüse verteilen.

- Zitrone heiß abwaschen, trocken reiben und in Scheiben schneiden. Die Scheiben halbieren und auf und zwischen die Spargelstangen setzen. Thymianzweige waschen, trocken schütteln und auf das Gemüse legen.

- Den Spargel im Ofen ca. 25 Min. garen.

Nährwerte pro Portion
270 kcal • 12 g KH • 21 g F • 6 g E

Blumenkohl im Reiskleid

Für 2 Portionen
15 Min.

1 kleiner Blumenkohl • 2 EL Olivenöl • Salz • evtl. ½ TL abgeriebene Schale und 1 EL Saft von 1 Bio-Zitrone **H**

- Blumenkohl waschen und in kleine Röschen teilen. Mit der Küchenmaschine oder einem Messer so klein hacken, dass die Stücke die Größe von Reiskörnern haben.

- Öl in einer Pfanne erhitzen und den Blumenkohl darin 5–10 Min. je nach Geschmack unter häufigem Rühren rösten.

- Mit Salz und evtl. Zitronenschale und -saft abschmecken.

Tipp Eine wunderbare Beilage fast ohne Kohlenhydrate.

Nährwerte pro Portion
190 kcal • 6 g KH • 15 g F • 6 g E

Bratkartoffel-Alternativen

Für 2 Portionen
25 Min.

600 g Wurzel- oder Knollengemüse (z. B Petersilienwurzel, Pastinaken, Kohlrabi, Rote Bete, Süßkartoffeln, Topinambur) • 2 Zwiebeln **H** **F** • 2 EL Öl • ½ TL Salz • ½ TL Pfeffer **H** • ½ TL gemahlener Kümmel • ½ TL edelsüßes Paprikapulver **F**

- Gemüse waschen, schälen und in gleichmäßige Würfel oder Scheiben schneiden. Zwiebeln schälen und würfeln.

- Öl in einer Pfanne erhitzen und die Zwiebeln glasig dünsten.

- Dann das Gemüse dazugeben und bei mittlerer Hitze unter gelegentlichem Rühren knusprig braten. Zwischendurch kräftig mit Salz, Pfeffer, Kümmel und Paprika würzen.

Paprikapulver ▶ Thymian oder Rosmarin

Variante Wer möchte (und wenn es auch nicht vegetarisch sein darf), brät die Zwiebeln zusammen mit 60 g Baconwürfeln **H** an.

Tipp Als Beilage oder einfach mal pur!

Nährwerte (mit Kohlrabi berechnet) pro Portion
220 kcal • 13 g KH • 14 g F • 7 g E
Mit Bacon: 332 kcal • 14 g KH • 25 g F • 12 g E

» Blumenkohl im Reiskleid

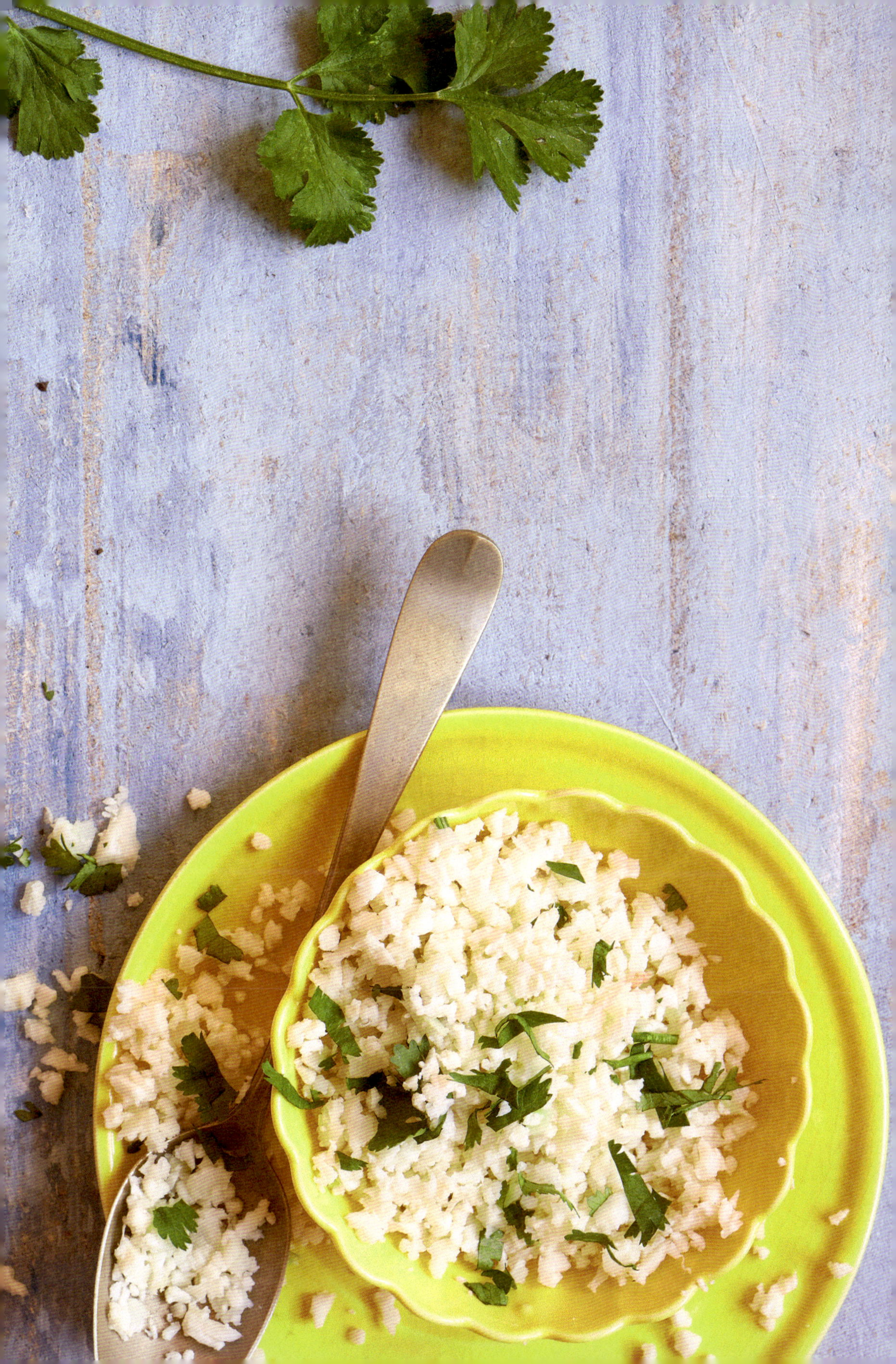

Grüne Böhnchen aus dem Ofen

Für 2 Portionen
40 Min.

500 g feine grüne Bohnen **F** • Salz • 2 Knoblauchzehen **H F** • 250 g Kirschtomaten **H F** • 3 EL Olivenöl • Pfeffer **H** • 2 Thymianzweige

- Den Backofen auf 180 °C Ober-/Unterhitze vorheizen. Bohnen putzen, waschen und in kochendem Salzwasser 5 Min. blanchieren. Dann abgießen und gut abtropfen lassen.

- Knoblauch schälen und in feine Scheiben schneiden. Kirschtomaten waschen.

- Bohnen, Knoblauch und Tomaten mit Öl, Salz und Pfeffer vermengen und in eine feuerfeste Form geben. Thymianzweige waschen, trocken schütteln und dazugeben. Bohnen im vorgeheizten Ofen etwa 30 Min. garen.

Kirschtomaten ▸ Minipaprika ▸ Walnusskerne

Tipp Pur oder als Fleischbeilage ein Genuss!

Nährwerte pro Portion
280 kcal • 11 g KH • 22 g F • 7 g E

Basilikumpesto

Für 2 Portionen
15 Min.

50 g Cashewkerne **H** • 1 Bund Basilikum • 50 ml Olivenöl plus etwas zum Konservieren • Salz • 1 Knoblauchzehe **H F**

- Cashewkerne in einer Pfanne ohne Fett anrösten, bis sie zu duften beginnen, dann abkühlen lassen.

- Basilikum waschen, trocken schütteln und mit Öl, Salz und den gemahlenen Cashewkernen in den Mixer geben und pürieren.

- Das Pesto in Gläschen füllen, darauf eine Schicht Olivenöl geben und im Kühlschrank aufbewahren.

Nährwerte pro Portion
380 kcal • 11 g KH • 35 g F • 5 g E

» Basilikumpesto

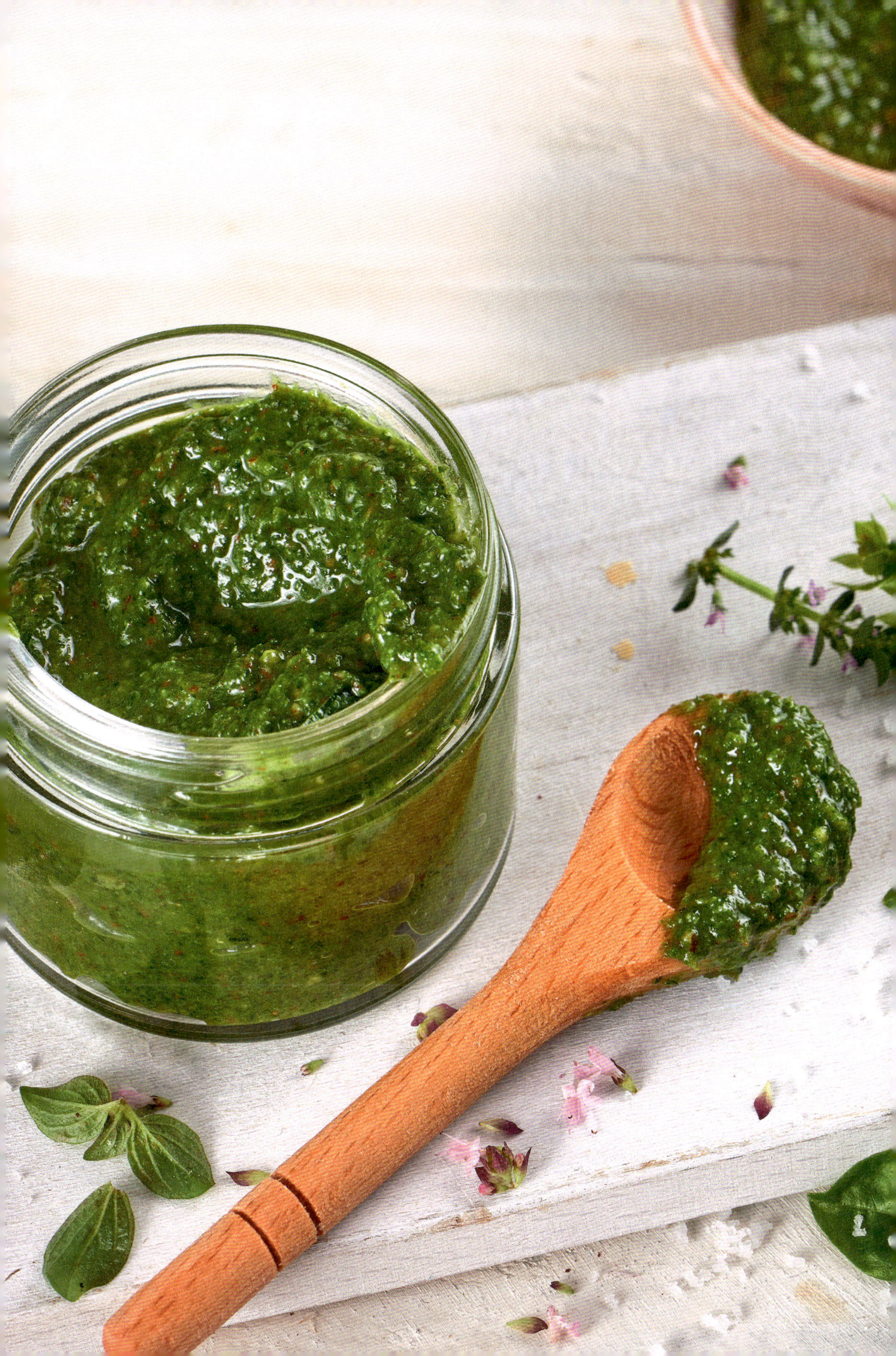

Löwenzahnpesto

Für 2 Portionen
15 Min.

10 g Löwenzahnblätter (ca. eine große Handvoll; ersatzweise ein Bund glatte Petersilie) • 25 g Macadamianüsse • 30 g gutes Olivenöl • 40 g junger Schafsgouda • Salz • Pfeffer **H**

- Löwenzahn waschen, trocken tupfen und grob zerkleinern. Zusammen mit den Macadamianüssen und dem Olivenöl in einem Mixer oder mit dem Pürierstab pürieren.

- Käse reiben und unterrühren. Mit Salz und Pfeffer würzen.

Nährwerte pro Portion
295 kcal • 2 g KH • 29 g F • 7 g E

Asia-Pesto

Für 2 Portionen
15 Min.

50 g Pinienkerne **H** • 1 TL Sesam **H** • 1 kleines Bund Petersilie • 1 kleines Bund Koriander • 4 Zitronenmelissestängel • 1 Knoblauchzehe **H F** • 4 EL Olivenöl • 10 g Ingwer **F** • 1 EL glutenfreie Sojasauce **H F** • Saft und etwas abgeriebene Schale von ½ Bio-Limette oder -Zitrone **H** • Salz • Pfeffer **H**

- Pinienkerne und Sesam in einer Pfanne ohne Fett leicht rösten, bis sie zu duften beginnen. Kräuter waschen, trocken schütteln und die Blättchen abzupfen. Knoblauch schälen und fein hacken.

- Pinienkerne, Sesam und Knoblauch mit dem Pürierstab fein pürieren und nach und nach das Öl dazugeben.

- Ingwer schälen, fein reiben und das Pesto mit Sojasauce, Zitronensaft und -schale, Salz und Pfeffer würzen.

Das passt dazu die Nudelrösti aus Thailand (Seite 137)

Nährwerte pro Rezept
410 kcal • 7 g KH • 37 g F • 11 g E

Rotkohlaufstrich mit Meerrettich

Für 4 Portionen
20 Min.

125 g Rotkohl **F** • 100 g Frischkäse (von Schaf oder Ziege) • 1 TL Apfelessig **H** • 1 TL Olivenöl • Salz • Pfeffer **H** • 1 cm frischer Meerrettich **H**

- Rotkohl waschen, putzen, in 2 Hälften schneiden, den Strunk entfernen und den Kohl fein hobeln.

- Frischkäse mit Apfelessig, Olivenöl, Salz und Pfeffer verrühren. Rotkohl unterrühren. Meerrettich schälen, fein reiben und unterrühren.

Das passt dazu Schmeckt gut auf Sauerteigbrot.

Nährwerte pro Portion
95 kcal • 3 g KH • 8 g F • 2 g E

Mayonnaise

Für 1 kleines Glas
5 Min.

200 ml Öl • 1 Ei **H** • 1 TL Senf **H F** • 1–2 TL frisch gepresster Zitronensaft **H** • 1 Prise Salz

- Alle Zutaten in einen hohen Becher füllen und mit einem Pürierstab zu einer glatten Mayonnaise mixen. Dafür den Pürierstab immer wieder langsam von unten nach oben ziehen.

Varianten Dem Verfeinern der Mayonnaise mit Kräutern oder Gewürzen sind, je nach Geschmack und Verträglichkeit, keine Grenzen gesetzt.

Variante Mayonnaise ohne Ei ist ebenso einfach herzustellen: 80 ml Öl, 30 ml Mandeldrink und 1 Prise Salz auf die gleiche Weise im Mixbecher verarbeiten.

Nährwerte pro Glas
1730 kcal • 1 g KH • 189 g F • 5 g E
Nährwerte (Mayonnaise ohne Ei) pro Portion
330 kcal • 0 g KH • 36 g F • 0 g E

Möhren mit Frühlingszwiebeln und Sesam

Für 2 Portionen
20 Min.

1 kg Möhren • 4 EL gerösteter Sesam **H** • 4 EL Mayonnaise **H** selbst gemacht (Seite 115) • 4 EL Himbeeressig **H** **F** • Salz • 2 Frühlingszwiebeln **F** • 2 EL frische Kresse

- Möhren schälen, in Scheiben schneiden und in wenig Wasser garen. Sesam in einer Pfanne ohne Fett rösten, bis er zu duften beginnt.

- Die noch warmen Möhren mit Mayonnaise und Essig marinieren und mit Salz abschmecken.

- Frühlingszwiebeln waschen. Das helle Grün und Weiße der Frühlingszwiebeln in sehr feine Ringe schneiden und mit dem gerösteten Sesam unter das Gemüse heben. Kresse darüberstreuen.

Nährwerte pro Portion
480 kcal • 40 g KH • 28 g F • 9 g E

Rotkohl mit Granatapfel

Für 2 Portionen
20 Min. + 1 Std. Garzeit

1 kleiner Rotkohl (500 g) **F** • ½ TL Salz • ½ EL Zucker • 3 EL Verjus extrasauer • 1 Granatapfel **F** • 25 g Kokosöl • 2 Gewürznelken • 2 Pimentkörner • 2 EL Quittengelee **F**

- Rotkohl waschen, putzen, vierteln und den Strunk entfernen. Den Kohl in sehr feine Streifen schneiden. In einer Schüssel mit Salz, Zucker und Verjus mit den Händen kräftig verkneten.

- Granatapfel halbieren und eine Hälfte mit einer Zitronenpresse auspressen. Die andere Hälfte aufbrechen und die Kerne aus den Trennhäuten lösen.

- Kokosöl in einen Topf erhitzen und den Rotkohl darin andünsten. Mit dem Granatapfelsaft ablöschen.

- Nelken, Piment und Quittengelee zugeben und zugedeckt 1 Stunde garen. Dann Nelken und Piment entfernen und den Kohl mit Salz abschmecken.

- Vor dem Servieren die Granatapfelkerne unterheben.

Das passt dazu Schmeckt gut als Beilage zu Wildgerichten.

Nährwerte pro Portion
195 kcal • 39 g KH • 2 g F • 2 g E

Spargel mit Bärlauch

Für 2 Portionen
30 Min.

600 g weißer Spargel **F** • 3 EL Olivenöl • Salz • 40 g Butter • Pfeffer **H** • 1 EL gehackter Bärlauch **F**

- Spargel waschen, schälen und die holzigen Enden abbrechen. Spargel in ca. 5 cm lange Stücke schneiden.
- Mit 6 EL Wasser, dem Öl und Salz in einem Topf bissfest dünsten. Dann die Butter zum Spargel geben, schmelzen lassen und mit Salz und Pfeffer abschmecken.
- Spargel mit dem Bärlauch bestreuen.

Bärlauch ➜ auf Frische achten! Durch Kerbel, Basilikum oder Estragon ersetzen.

Variante Statt Bärlauch schmecken auch andere Frühlingskräuter, wie Kresse, Frühlingszwiebeln o. Ä.

Nährwerte pro Portion
400 kcal • 8 g KH • 38 g F • 6 g E

Spinat mit Feta

Für 2 Portionen
15 Min.

500 g Spinat **H** • 1 Knoblauchzehe **H F** • 2 Schalotten **H F** • 2 EL Olivenöl • 100 g Feta • Salz • Pfeffer **H**

- Spinat gründlich waschen und abtropfen lassen. Knoblauchzehe und Schalotten fein hacken.
- 1 EL Öl in einer Pfanne erhitzen und Knoblauch und Schalotten darin glasig anschwitzen. Dann den Spinat dazugeben, zusammenfallen lassen und garen.
- Alles in einem Sieb gut abtropfen lassen, die Flüssigkeit ausdrücken und den Spinat wieder zurück in die Pfanne geben.
- Feta zerkrümeln und zugeben. Mit dem restlichen Öl beträufeln.

Spinat ➜ Mangold oder Pak Choi

Das passt dazu Süßkartoffel-Omelett (Seite 127)

Nährwerte pro Portion
490 kcal • 15 g KH • 39 g F • 16 g E

Brokkomole

Für 2 Portionen
10 Min.

175 g Brokkoliröschen • Salz • 1 kleine Zwiebel (ca. 40 g) **H** **F** • ½ Bund Koriander • frisch gepresster Saft von 2 Limetten **H**

- Brokkoliröschen waschen und in Salzwasser 5 Min. kochen. Zwiebel schälen und grob hacken. Koriander waschen, trocken schütteln und die Blättchen abzupfen.

- Alle Zutaten im Mixer zu einer glatten Masse pürieren. Mit Salz abschmecken.

Tipp Ein feiner Dip zu Rohkost oder Fleisch und eine prima Guacamole-Alternative.

Nährwerte pro Portion
50 kcal • 4 g KH • 1 g F • 4 g E

Frischkäse »Annabella«

Für 2 Portionen
10 Min.

150 g Frischkäse von Schaf oder Ziege • etwas Schafs- oder Ziegenmilch oder Pflanzendrink • 50 ml Olivenöl • 1–2 Knoblauchzehen **H** **F** • ½ Bund Frühlingszwiebeln **F** • 1 Handvoll Petersilie • Salz • Pfeffer **H**

- Frischkäse mit etwas Milch vermengen, dann mit Olivenöl glatt rühren.

- Knoblauch schälen und fein hacken, Frühlingszwiebeln und Petersilie waschen und trocken schütteln. Petersilienblättchen abzupfen und fein hacken, Frühlingszwiebeln ebenfalls fein hacken.

- Alles zum Frischkäse hinzufügen und mit Salz und Pfeffer würzen.

Das passt dazu knuspriges Dinkelbaguette oder kleine Dinkelbrezelchen. Schmeckt auch toll zu Spargel.

Nährwerte pro Portion
455 kcal • 11 g KH • 42 g F • 7 g E

» Frischkäse »Annabella«

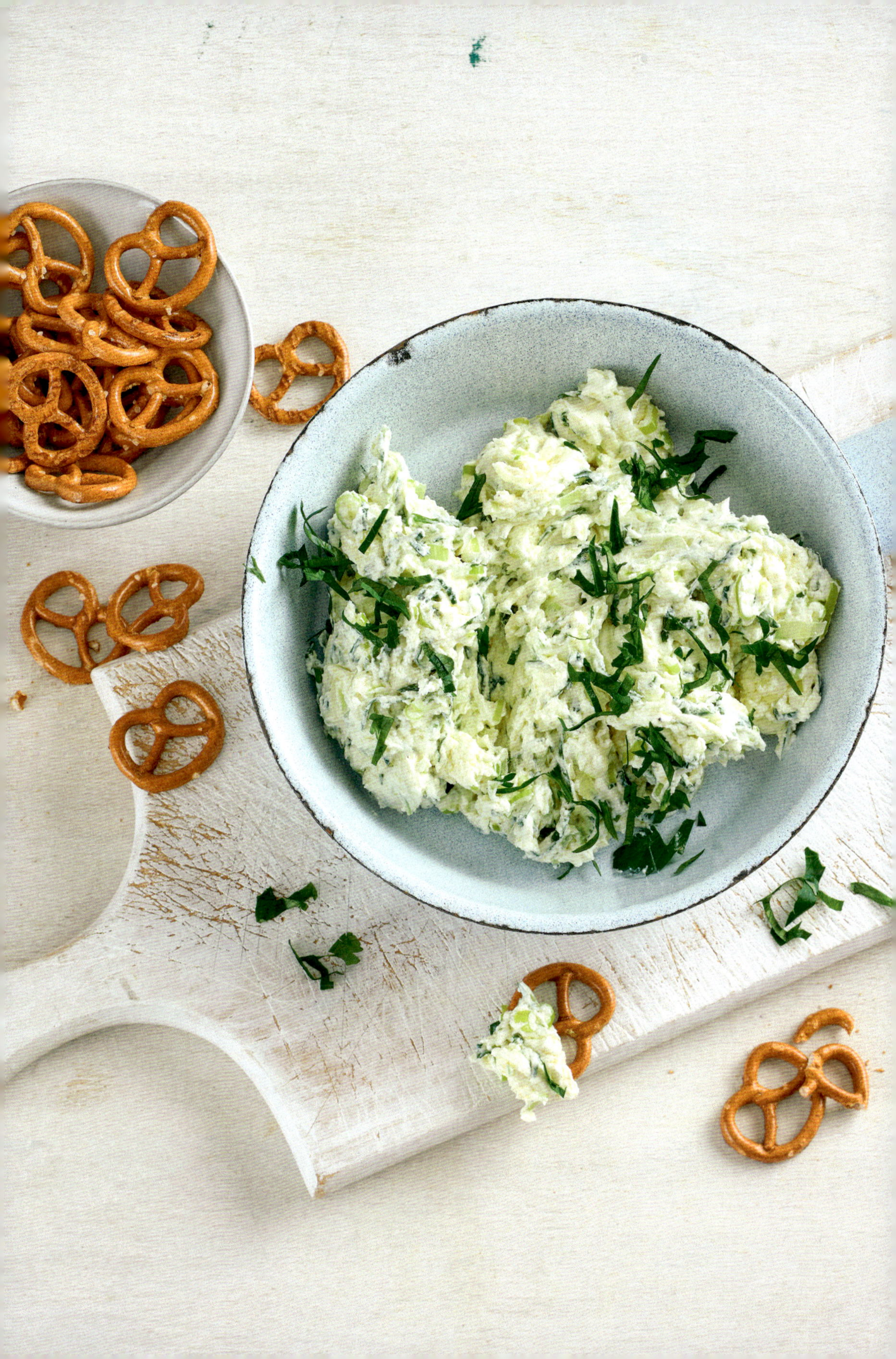

Zucchini auf Griechisch

Für 2 Portionen
⏲ 25 Min.

2 Zucchini • 3 gehäufte EL gehackte Minze oder Basilikum • 250 g Feta • 1 EL Olivenöl

● Den Backofen auf 180 °C Ober-/Unterhitze vorheizen. Zucchini waschen, längs halbieren und die Kerne mit einem Löffel entfernen. Gehackte Kräuter gut mit dem Feta vermengen.

● Ein Backblech mit Backpapier auslegen und die Zucchini mit der Schnittfläche nach oben darauf verteilen. Die Feta-Kräuter-Mischung in die ausgehöhlten Zucchini streichen und mit dem Olivenöl beträufeln. Im vorgeheizten Ofen 10–15 Min. backen.

Nährwerte pro Portion
390 kcal • 4 g KH • 31 g F • 23 g E

Süßkartoffelpüree

2 Portionen
⏲ 20 Min.

1–2 Süßkartoffeln (ca. 300 g) • 1 kleine Knoblauchzehe **H F** • Salz • 1 TL weiche Butter

● Süßkartoffeln waschen, schälen und in Würfel schneiden. Knoblauch schälen. Beides knapp mit Salzwasser bedeckt ca. 15 Min. garen.

● Das Kochwasser abgießen. Für ein dezenteres Knoblaucharoma die Knoblauchzehe entfernen. Süßkartoffeln mit oder ohne Knoblauch durch die Kartoffelpresse drücken oder mit dem Kartoffelstampfer zerdrücken.

● Mit der Butter sämig rühren.

Tipp Eine Beilage, die (fast) zu allem passt!

Nährwerte pro Portion
185 kcal • 36 g KH • 3 g F • 2 g E

Zwei Gemüse – eine Rösti

Für 2 Portionen
20 Min.

200 g Möhren • 200 g Kartoffeln • Salz • ½ TL getrockneter Thymian • 1 EL Speisestärke • 3 EL Kokosöl • 50 g geschälte Mandeln

- Möhren und Kartoffeln waschen, schälen und auf einer Reibe oder in der Küchenmaschine raspeln. Mit Salz und Thymian würzen und die Speisestärke unterrühren.

- Kokosöl in einer Pfanne erhitzen. Bei mittlerer Hitze ca. 8 Min. auf jeder Seite kleine Rösti backen.

- In den letzten 5 Min. Mandeln mitrösten und mit den Rösti servieren.

Das passt dazu als Beilage oder Hauptgericht mit Salat oder Kräuterquark.

Nährwerte pro Portion
335 kcal • 33 g KH • 16 g F • 9 g E

Lauwarmer Lauch

Für 2 Portionen
15 Min.

½ milde Peperoni • 4 EL Olivenöl • 1 EL Apfelessig • Salz • Pfeffer **H** • 4 dünne Lauchstangen **H** • 2 EL gehackte Petersilie

- Peperoni halbieren, von Samen und Scheidewänden befreien, das Fruchtfleisch waschen und in feine Ringe schneiden.

- Aus Öl, Essig, Salz und Pfeffer eine Marinade rühren.

- Lauch waschen und die grünen Teile entfernen (für eine andere Zubereitung aufbewahren). Das Weiße in ca. 3 cm große Stücke schneiden und in einem Topf mit Salzwasser 10–15 Min. garen. Dann gut abtropfen lassen, in eine Schüssel geben, die Peperoni darüberstreuen und alles mit der Marinade vermengen.

- Petersilie darüberstreuen und lauwarm servieren.

Lauch ▶ Fenchel oder Paprikaschoten

Das passt dazu das Süßkartoffel-Omelett (Seite 127) oder als Fleischbeilage

Nährwerte pro Portion
295 kcal • 5 g KH • 28 g F • 3 g E

Paprika-Mango-Dip

Für 4 Portionen
40 Min.

3 rote Paprikaschoten **F** • 2 EL heller Sesam **H** • 1 rote Chilischote **H F** • 4 EL Olivenöl • 1–2 EL frisch gepresster Zitronensaft **H** • 1 Mango **F** • Salz • Pfeffer **H** • gemahlener Piment • 1 Bund glatte Petersilie

- Den Backofen auf höchster Grillstufe vorheizen. Paprikaschoten halbieren, Samen und Scheidewände entfernen, das Fruchtfleisch waschen und trocken tupfen.

- Paprika mit der Schnittfläche nach unten unter dem Grill rösten, bis die Schale schwarz ist und Blasen wirft. Auf einen Teller legen, mit einem feuchten Tuch abdecken und erkalten lassen.

- In der Zwischenzeit den Sesam in einer Pfanne ohne Fett rösten, bis er zu duften beginnt, und abkühlen lassen.

- Chilischote halbieren, Samen entfernen, das Fruchtfleisch waschen und fein würfeln. Mit Öl und der Hälfte des Zitronensafts vermengen.

- Mango schälen, das Fruchtfleisch fein würfeln und mit dem Chiliöl vermischen.

- Die gegrillten Paprikaschoten von der schwarzen Schale befreien. Eine Hälfte mit einem Pürierstab fein pürieren, die andere Hälfte fein würfeln und beides unter die Chili-Mango-Mischung heben. Mit Salz, Pfeffer, Piment und restlichem Zitronensaft abschmecken.

- Petersilie waschen, trocken schütteln, die Blättchen fein hacken und unter den Dip rühren. Mit Sesam bestreuen und servieren.

rote Paprikaschoten ➜ grüne Paprikaschoten

Das passt dazu Fleisch, Fisch und Gemüse

Nährwerte pro Portion
225 kcal • 15 g KH • 16 g F • 3 g E

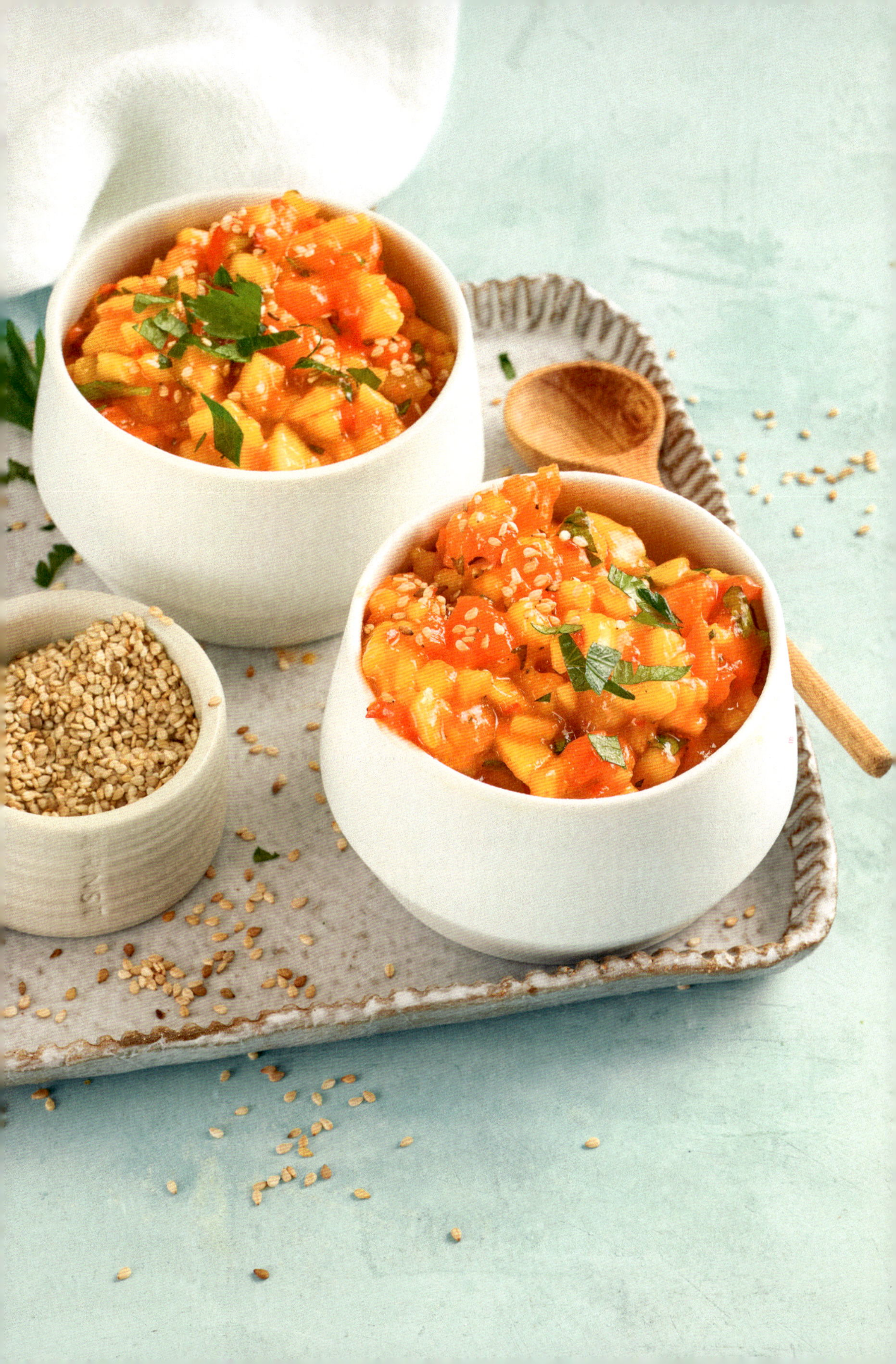

HAUPTGERICHTE

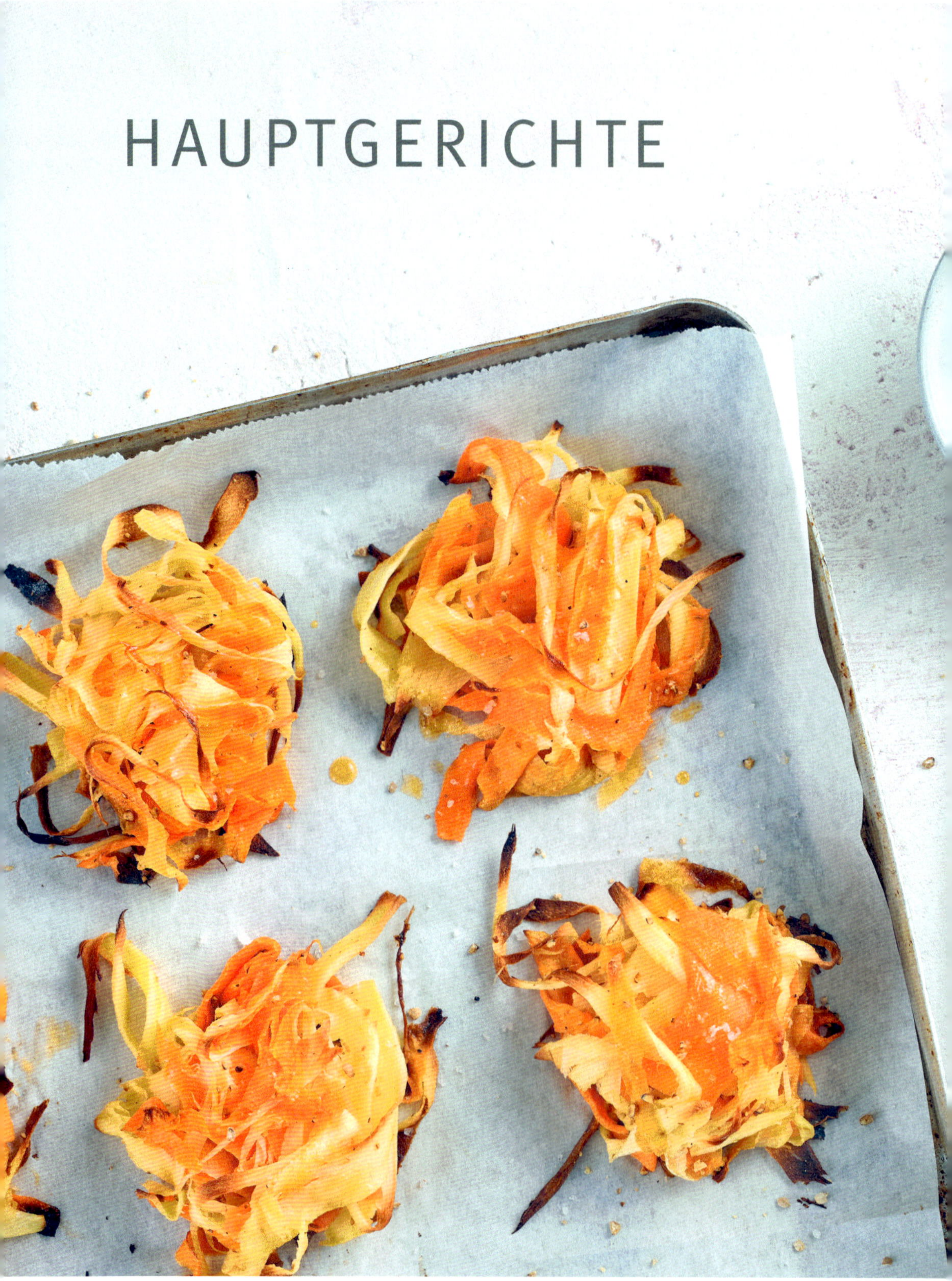

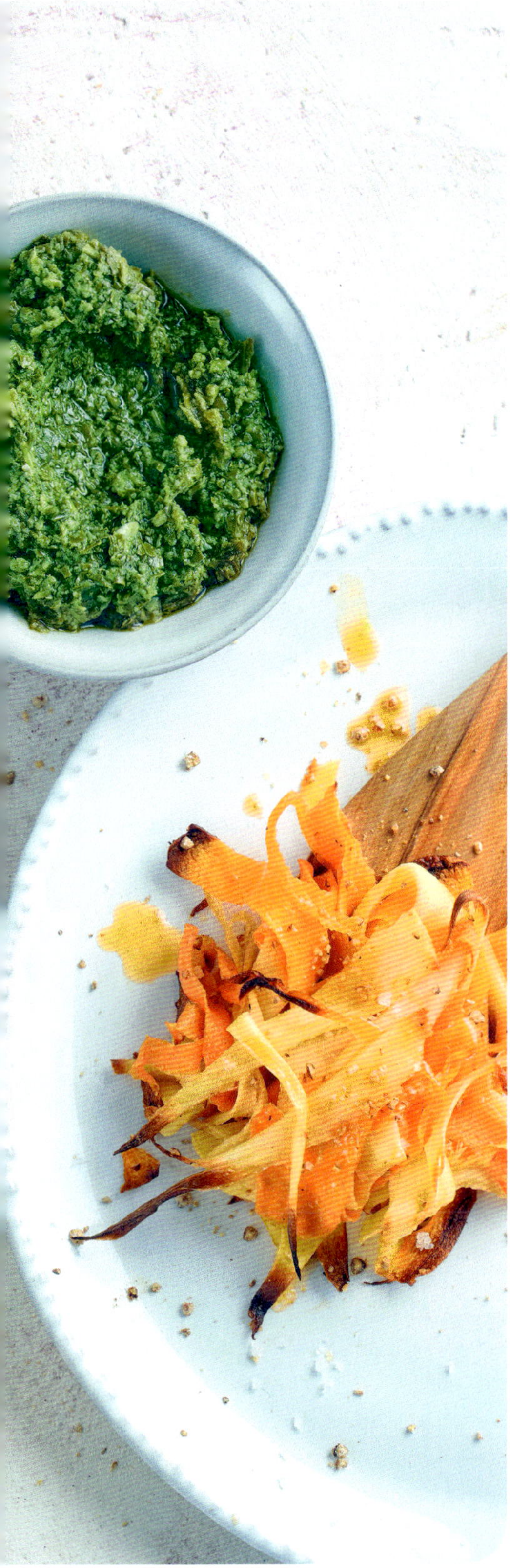

Gemüsenester

Für 2 Portionen
⏲ 10 Min. + 25 Min. Backzeit

350 g Wurzel- und Knollengemüse nach Geschmack und Verträglichkeit (z. B. 1 große Möhre, 1 Pastinake oder 1 Süßkartoffel) • 2 EL Olivenöl • Salz • Pfeffer **H**

- Den Backofen auf 200 °C Ober-/Unterhitze vorheizen. Gemüse waschen, putzen, schälen und mit einem Spiralschneider oder mit einem Sparschäler in sehr dünne Streifen schneiden.

- Gemüsestreifen gründlich mit Öl, Salz und Pfeffer vermengen.

- Je eine kleine Handvoll zu einem dichten Nest geformt auf ein mit Backpapier belegtes Backblech setzen und ca. 25 Min. im vorgeheizten Ofen backen, bis die Nester an den Rändern goldbraun und knusprig, jedoch innen noch weich sind.

Das passt dazu Lecker mit einer Pesto-Haube (Seite 114)

Nährwerte pro Portion
300 kcal • 35 g KH • 15 g F • 3 g E

Blumenkohl-Gnocchi

Für 2 Portionen
⏲ 20 Min + 25 Min. Back- + 1 Std. Abkühlzeit

100 g Blumenkohl • Salz • 50 g Schafs- oder Ziegengouda • 50 g frischer Bärlauch **F** • 50 g Schafs- oder Ziegenquark • 50 g Mandelmehl plus etwas für die Arbeitsfläche • 1 EL Speisestärke • 1 TL gemahlene Flohsamenschalen • frisch geriebene Muskatnuss **H** • 2 EL Butterschmalz oder Öl zum Braten

- Den Backofen auf 200 °C Ober-/Unterhitze vorheizen. Blumenkohl waschen und in Röschen teilen. In einem Topf 10–15 Min. in gesalzenem Wasser kochen. Käse reiben. Bärlauch waschen, putzen und grob zerkleinern.

- Blumenkohl abgießen und auskühlen lassen. Zusammen mit Käse, Bärlauch und Quark pürieren.

- Alles in eine Schüssel geben und mit Mandelmehl, Stärke, Flohsamenschalen, Salz und Muskat gut verkneten.

- Die Arbeitsfläche mit Mandelmehl bestreuen. Den Teig zu mehreren 2–3 cm dicken Rollen formen, in Stücke schneiden.

- Gnocchi auf einem mit Backpapier ausgelegten Backblech verteilen und 25 Min. backen. Herausnehmen, abkühlen lassen.

- Fett in einer Pfanne erhitzen und die Gnocchi darin goldbraun anbraten.

Bärlauch ▶ Spinat oder Petersilie

Nährwerte pro Portion
350 kcal • 9 g KH • 23 g F • 24 g E

Brokkolipuffer

Für 2 Portionen
⏲ 40 Min.

300 g Brokkoli • Salz • ½ Zwiebel **H F** • 1 Knoblauchzehe **H F** • 1 EL Speisestärke • 50 g Manouri (ricottaähnlicher Frischkäse von Schaf und/oder Ziege) • 35 g gemahlene Mandeln • Pfeffer **H** • Öl für das Blech

- Den Backofen auf 220 °C Ober-/Unterhitze vorheizen. Brokkoli waschen und in Röschen teilen. Mit dem Dampfgarer oder in etwas Salzwasser bissfest kochen. Sehr gut abtropfen lassen, sonst werden die Puffer matschig. Dann grob hacken und in eine Schüssel geben.

- Zwiebel und Knoblauch schälen und fein hacken.

- Speisestärke mit 3 EL Wasser verrühren. Manouri und Mandeln zum Gemüse geben und mit Salz und Pfeffer zu einem würzigen Teig vermengen.

- Ein Backblech mit Backfolie oder -papier auslegen und mit Öl bepinseln.

- Aus der Gemüsemasse Puffer formen und auf dem Blech verteilen. Im vorgeheizten Ofen in 10–15 Min. goldbraun backen.

Das passt dazu ein knackiger Salat

Tipp Kann auch mit Fett in der Pfanne gebacken werden, wird dann aber kalorienreicher.

Nährwerte pro Portion
330 kcal • 7 g KH • 33 g F • 21 g E

Gefüllter Butternusskürbis

Für 2 Portionen
15 Min.+ 50 Min. Backzeit

250 g Blattmangold • Salz • 1 Butternusskürbis (ca. 600 g) • 3 EL Olivenöl • Pfeffer **H** • 30 g Pinienkerne **H** • 200 g Feta • ¼ TL Chiliflocken **H F**

- Den Backofen auf 190 °C Ober-/Unterhitze vorheizen. Mangold waschen, grob hacken und in einem Topf in wenig Salzwasser kurz blanchieren. Abtropfen lassen und restliche Flüssigkeit ausdrücken.

- Kürbis waschen, trocken reiben und längs halbieren. Kerne entfernen und die Kürbishälften auf ein mit Backpapier belegtes Blech setzen. (Nach Bedarf die Unterseiten flach schneiden.)

- Mit 2 EL Öl bestreichen, mit Salz und Pfeffer würzen und im vorgeheizten Ofen 35 Min. backen.

- Pinienkerne in einer Pfanne ohne Fett leicht rösten, bis sie zu duften beginnen. Abkühlen lassen. Feta zerkrümeln.

- Kürbis aus dem Ofen nehmen, den Ofen nicht ausschalten. Kürbisinneres bis auf einen 1 cm dicken Rand herauslösen, hacken und mit Mangold, Pinienkernen, Feta, Salz, Pfeffer und Chili vermengen.

- Die Masse in die Kürbishälften geben und weitere 15 Min. garen.

Nährwerte pro Portion
600 kcal • 14 g KH • 47 g F • 27 g E

Süßkartoffel-Omelett

Für 2 Portionen
15 Min.

250 g Süßkartoffeln • 1 Zucchini • 1 Zwiebel **H F** • 1 rote Chilischote **H F** • 1 EL Speisestärke • 2 EL Reismehl • Salz • Pfeffer **H** • Öl zum Braten

- Süßkartoffel schälen, Zucchini waschen und beides auf einer Reibe oder in der Küchenmaschine fein reiben. In einem Sieb abtropfen lassen und gut ausdrücken. Zwiebel schälen und ebenfalls fein reiben.

- Chili waschen, halbieren, Kerne entfernen und die Schote fein hacken. Speisestärke mit 3 EL Wasser verrühren. Mit Chili, Reismehl, Salz und Pfeffer zu den Süßkartoffeln geben und alles gut miteinander vermengen.

- Öl in einer Pfanne erhitzen, die Hälfte des Omelettteigs möglichst dünn ausstreichen und auf beiden Seiten bei mittlerer Hitze goldbraun backen. Mit der anderen Hälfte ebenso verfahren.

Das passt dazu ein knackiger Salat, Kräuterquark oder lauwarmer Lauch (Seite 121)

Nährwerte pro Portion
315 kcal • 35 g KH • 11 g F • 15 g E

Chicorée – schön würzig

Für 2 Portionen
40 Min.

- 2 Frühlingszwiebeln **F**
- 12 Shiitakepilze **H F**
- 100 g Mungbohnensprossen
- 1 Möhre
- 2 cm Ingwer **F**
- 2 Knoblauchzehen **H F**
- 1 Chicorée
- 1–2 EL frisch gepresster Zitronensaft **H**
- 2 EL Tamari **H**
- 1 EL Apfelessig
- 1 Prise Pul biber (türkische Plättchenpaprika) **H F**
- 100 ml Kokosmilch
- Salz
- Pfeffer **H**
- 3 EL Öl

Frühlingszwiebeln putzen und in 2 cm große Stücke schneiden. Pilze putzen, Stiele entfernen und anderweitig verwerten. Hüte in Scheiben schneiden. Mungbohnensprossen waschen und abtropfen lassen. Möhre waschen, schälen und in dünne Scheiben schneiden. Ingwer und Knoblauch schälen und fein würfeln. Chicorée waschen und längs in breite Streifen schneiden. Mit Zitronensaft beträufeln.

Sojasauce mit Apfelessig, Pul Biber und Kokosmilch verrühren und mit Salz und Pfeffer abschmecken.

2 EL Öl in einer Pfanne erhitzen und Möhren, Ingwer und Pilze darin anbraten. Gemüse aus der Pfanne nehmen und zur Seite stellen.

Restliches Öl in die Pfanne geben und den Chicorée darin anbraten, dann Frühlingszwiebeln, Knoblauch und Sprossen dazugeben. Das übrige Gemüse wieder in die Pfanne geben, die Kokosmilchmischung untermischen und alles 2 Min. sanft köcheln lassen.

Shiitakepilze ▶ Kräuterseitlinge, auf Frische achten ▶ evtl. möglich
Ingwer ▶ Galgant
Tamari ▶ Coco Aminos
Pul biber ▶ Kurkuma

Nährwerte pro Portion
375 kcal • 16 g KH • 32 g F • 7 g E

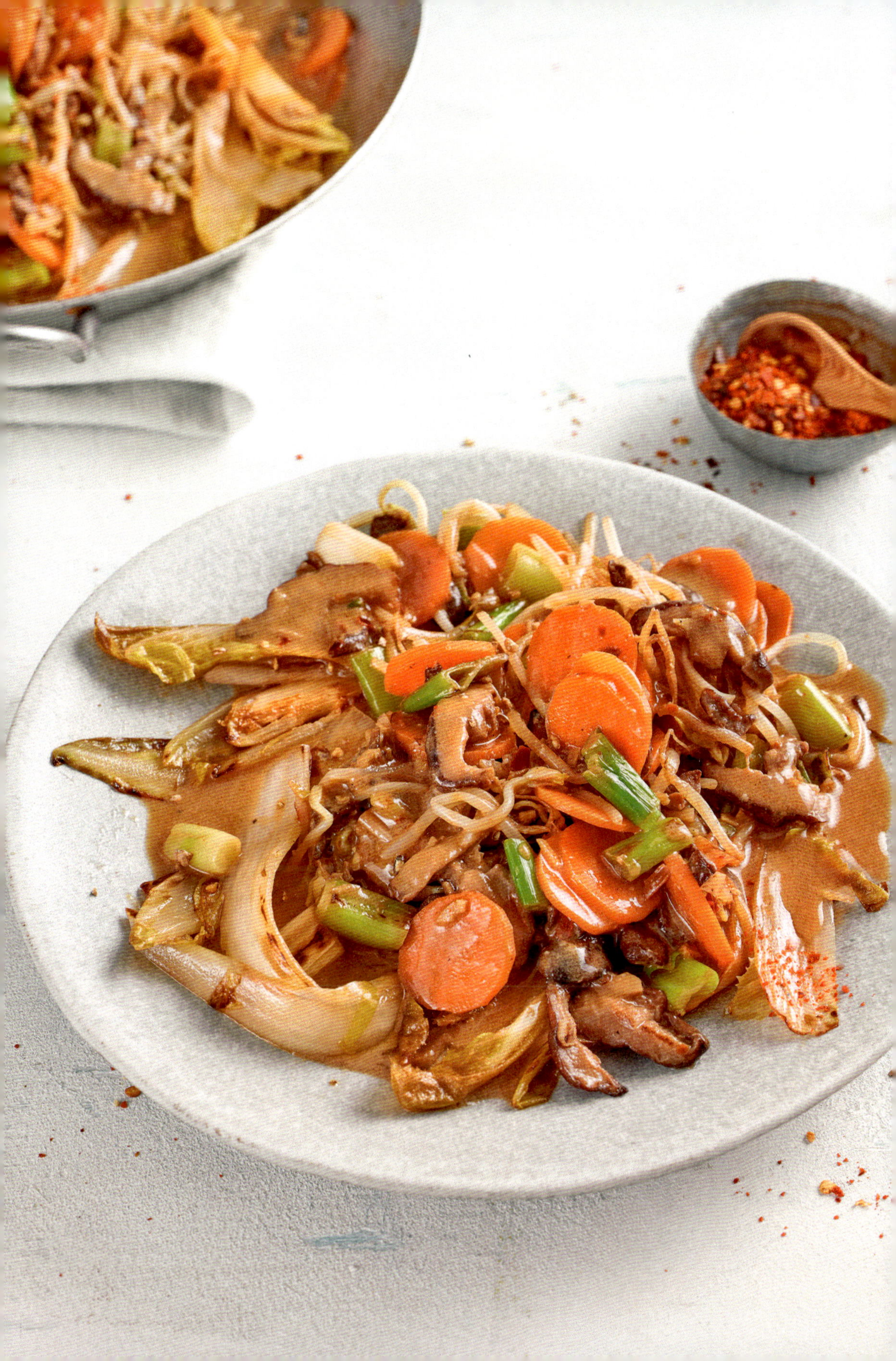

Ofenmöhren mit Feta und Pesto

Für 2 Portionen
30 Min.

1 Bund Möhren • 2 EL Öl • Salz • 2 Rosmarinzweige
Für das Pesto
1 Bund Petersilie • 2 Knoblauchzehen **H** **F** •
4 EL Olivenöl • Salz
Außerdem
200 g Feta

- Den Backofen auf 180 °C Ober-/Unterhitze vorheizen. Möhrengrün abschneiden und beiseitelegen. Möhren waschen und längst vierteln.

- Möhren auf einem Backblech mit Öl und Salz vermengen. Rosmarinzweige waschen, trocken schütteln und zwischen den Möhren platzieren. Etwa 25 Min. im vorgeheizten Ofen garen.

- Für das Pesto Petersilie und Möhrengrün waschen, etwas Petersilie für die Deko beiseitelegen. Knoblauch schälen. Restliche Petersilie, etwa eine Handvoll Möhrengrün, Olivenöl, Salz und Knoblauch mit etwa 50 ml Wasser pürieren.

- Möhren aus dem Ofen nehmen, Rosmarinzweige entfernen, Möhren auf 2 Teller verteilen. Feta darüberbröseln und alles mit Pesto und Petersilie dekorieren.

Nährwerte pro Portion
735 kcal • 22 g KH • 61 g F • 20 g E

Gemüsewaffeln

Für 3 Waffeln
20 Min.

1 EL gemahlene Chiasamen • 240 g Zucchini • 100 g Möhren • 1 Zwiebel **H** **F** • 100 g Feta • 2 TL gehackte Petersilie • Salz • Pfeffer **H** • 2 EL Mandelmehl • 1 TL Weinsteinbackpulver

- Chiasamen mit 3 EL Wasser verrühren und 10 Min. quellen lassen.

- In der Zwischenzeit Zucchini waschen, Möhren schälen und beides fein raspeln. Beides in einem sauberen Geschirrtuch gut abtropfen und die Flüssigkeit vorsichtig ausdrücken.

- Zwiebel schälen, fein würfeln und mit dem Gemüse in eine Schüssel geben.

- Feta zerbröseln und mit 2 EL Wasser mit einer Gabel oder dem Schneebesen glatt rühren. Zusammen mit gequollenen Chiasamen und Petersilie zum Gemüse geben und kräftig mit Salz und Pfeffer abschmecken. Anschließend Mandelmehl und Backpulver unterheben.

- Nach und nach auf Stufe 3 im Waffeleisen 3 Waffeln backen.

Nährwerte pro Portion
285 kcal • 8 g KH • 17 g F • 22 g E

Gemüsetarte

Für 3–4 Portionen
20 Min. + 30 Min. Backzeit

- 3 EL Öl plus etwas für die Form
- 1 Zucchini
- 1 Lauchstange **F**
- ½ rote Paprikaschote **F**
- 100 g Champignons **H** **F**
- 3 Eier **H**
- 3 EL Schafs- oder Ziegenjoghurt bzw. -schmand oder pflanzliche Variante
- 1 EL fein gehackte grüne Kräuter (Thymian, Oregano, Rosmarin, Petersilie)
- Salz
- Pfeffer **H**
- 100 g Feta

● Den Backofen auf 180 °C Ober-/Unterhitze vorheizen. Eine Tarteform mit etwas Öl einfetten.

● Zucchini waschen, trocken tupfen, in dünne Scheiben schneiden und den Boden der Form damit auslegen.

● Lauch waschen und in feine Ringe schneiden. Paprika vierteln, Samen und Scheidewände entfernen, das Fruchtfleisch waschen und in feine Streifen schneiden. Champignons putzen und in dünne Scheiben schneiden.

● Öl in einer großen Pfanne erhitzen, das Gemüse darin anbraten und über die Zucchinischeiben verteilen.

● Eier mit Joghurt oder Schmand verrühren. Kräuter unterrühren, mit Salz und Pfeffer abschmecken und alles über die Gemüsemischung gießen.

● Restlichen Schmand auf die Torte streichen, Feta darüberkrümeln und die Torte im Ofen in ca. 30 Min goldbraun backen.

Lauch ▶ Pak Choi oder Mangold
rote Paprikaschote ▶ Paprika schälen oder hellgelbe oder grüne Paprikaschote
Champignons ▶ auf Frische achten ▶ evtl. Kräuterseitlinge
Eier ▶ Enten-, Gänse- oder Wachtelei; nur Eigelb

Das passt dazu ein frischer Salat

Nährwerte pro Portion
435 kcal • 11 g KH • 29 g F • 29 g E

Kleine Möhren-Manouri-Knödel

Für 12 Stück
40 Min.

Für die Knödel
- 250 g Möhren
- 30 g Butter
- Salz
- 1 EL Speisestärke
- 250 g Manouri (ricottaähnlicher Frischkäse von Schaf und/oder Ziege)
- 3 EL Mandelmehl
- Pfeffer **H**

Für das Pesto
- 2 Kästchen Kresse
- 1 Bund Basilikum (ca. 20 g) **F**
- 70 g Parmesan **H**
- 1 Knoblauchzehe **H F**
- 2 EL gemahlene Haselnüsse **H**
- 1 EL frisch gepresster Zitronensaft **H**
- 80 ml Olivenöl

● Möhren waschen, schälen und mit der Küchenreibe oder der Küchenmaschine raspeln. In einem sauberen Geschirrtuch gut ausdrücken.

● Butter in einer Pfanne erhitzen und Möhren darin weich dünsten. Salzen und abkühlen lassen.

● Für das Pesto Kresse aus einem Kästchen abschneiden. 2 EL zum Ganieren beiseitelegen. Basilikum waschen, trocken schütteln, Blätter abzupfen und grob hacken.

● Parmesan fein reiben. Knoblauch schälen, grob hacken, zusammen mit Kräutern, ⅔ des Parmesans, Nüssen, Zitronensaft und Öl pürieren und mit Salz abschmecken.

● Stärke mit 3 El Wasser glatt rühren. Möhren mit dem restlichen Parmesan, Manouri, angerührter Speisestärke und Mandelmehl gut vermengen. Mit Salz und Pfeffer kräftig abschmecken. Aus der Masse mit angefeuchteten Händen 12 kleine Knödel formen.

● Salzwasser in einem großen Topf bis zum Siedepunkt erhitzen und die Knödel 10 Min. darin ziehen lassen. Dann mit einem Sieblöffel herausholen.

● Auf Tellern anrichten und mit restlicher Kresse und Pesto servieren.

Basilikum ▶ glatte Petersilie
Parmesan ▶ junger Schafsgouda
gemahlene Haselnüsse ▶ gemahlene Macadamianüsse

Nährwerte
pro Stück 190 kcal • 7 g KH • 15 g F • 6 g E

Blechgemüse mit Schafskäse

Für 2 Portionen
20 Min. + 30 Min. Backzeit

- 400 g vorwiegend festkochende Kartoffeln
- 2 Zwiebeln **H** **F**
- 3 EL Olivenöl
- ½ TL Salz
- ½ Bund Rosmarin
- 4 rote Spitzpaprika (je ca. 100 g; F: grüne oder gelbe Paprikaschote; schälen)
- 100 g Feta
- 50 g Oliven **H** oder Macadamianüsse

● Den Backofen auf 200 °C Ober-/Unterhitze (Umluft 180 °C) vorheizen. Kartoffeln unter fließendem kaltem Wasser sauber bürsten, trocken reiben und vierteln. Zwiebeln schälen und achteln.

● Kartoffeln und Zwiebeln mit Öl und Salz vermengen und auf einem Backblech verteilen. Rosmarinzweige waschen, trocken schütteln und bis auf 4 Stück dazwischenlegen. Im vorgeheizten Ofen 10 Min. backen.

● Inzwischen von den Paprikaschoten mit einem scharfen Messer auf der Stielseite den Deckel (anderweitig verwenden) abschneiden. Samen und Scheidewände entfernen und die Schoten innen und außen waschen.

● Feta in 4 lange Streifen schneiden, die 4 zurückgelegten Rosmarinzweige halbieren und je einen Fetastreifen und ein Stück Rosmarinzweig in die Schoten schieben. Zu den Kartoffeln auf das Blech legen und 20 Min. backen.

● Dann Oliven oder Nüsse auf dem Blech verteilen und alles weitere 10 Min. backen. Auf dem Blech servieren.

Nährwerte pro Portion
385 kcal • 42 g KH • 29 g F • 15 g E

Japchae – kalt oder heiß

Für 2 Portionen
30 Min.

- 100 g Glasnudeln aus Süßkartoffelstärke (auf Zusatzstoffe achten)
- 2–4 EL Öl plus etwas für die Nudeln
- 125 g Champignons **H F**
- ½ Möhre
- 1 kleine Zucchini
- ½ rote Paprikaschote **F**
- 75 g Babyspinat **H**
- 1 Frühlingszwiebel
- ½ Zwiebel **H F**
- 1–2 Knoblauchzehen **H F**

Für die Sauce

- 2 EL glutenfreie Sojasauce **H F**
- 1 TL Öl

- Nudeln nach Packungsanleitung garen, mit kaltem Wasser abschrecken und in einem Sieb abtropfen lassen. In einer Schüssel mit etwas Öl vermengen, damit sie nicht zusammenkleben.

- Für die Sauce Sojasauce und Öl in einem Schälchen vermengen. Champignons putzen und in Scheiben schneiden. Möhre schälen, Zucchini waschen, Paprika vierteln, von Samen und Scheidewänden befreien und das Fruchtfleisch waschen. Gemüse in feine Streifen schneiden. Spinat waschen und trocken schleudern. Frühlingszwiebel waschen und in feine Ringe schneiden.

- 1–2 EL Öl in einer großen Pfanne oder im Wok auf höchster Stufe erhitzen und die Champignons 2–3 Min. darin scharf anbraten. Die Hitze etwas reduzieren und weitere 2 Min. braten, bis die Pilze eine schöne Bräune angenommen haben. Etwas von der angerührten Sojasauce dazugeben, bis alle Champignons benetzt sind. Aus der Pfanne nehmen und beiseitestellen.

- Halbe Zwiebel schälen, fein schneiden, erneut 1–2 EL Öl in der Pfanne erhitzen und die Zwiebeln 1–2 Min. darin dünsten.

- Möhre, Zucchini und Paprika dazugeben und in weiteren 3–4 Min. bissfest garen. Dann fein gehackten Knoblauch und den Spinat dazugeben und zusammenfallen lassen.

- Nun kann das Gericht auf zwei Arten zubereitet werden: Für einen Salat das Gemüse mit den Nudeln und der restlichen Sauce in der Schüssel vermischen. Für ein Pfannengericht die Nudeln zu dem Gemüse in die Pfanne geben, mit der restlichen Sauce vermengen und noch einmal kurz erwärmen.

- Frühlingszwiebel darüberstreuen.

Champignons ▶ auf Frische achten ▶ evtl. Kräuterseitlinge
rote Paprikaschote ▶ Paprika schälen oder hellgelbe oder grüne Paprikaschote
Babyspinat ▶ Mangold, Pak Choi

Nährwerte pro Portion
369 kcal • 49 g KH • 12 g E • 13 g E

Roter Asia-Mangold

Für 2 Portionen
40 Min.

- 1–2 cm Ingwer **F**
- 1 Bund Petersilie
- 3 EL Olivenöl
- 1–3 TL glutenfreie Sojasauce **H F**
- 1 TL frisch gepresster Zitronensaft **H**
- 150 g roter Blattmangold
- 100 g Glasnudeln aus Süßkartoffelstärke
- 100 g Champignons **H F**
- 1 TL Kokosfett
- 1 Avocado **H**
- 1 Mango **F**
- 1–2 EL Granatapfelkerne **F**
- 1 Frühlingszwiebel **F**

● Ingwer schälen und reiben. Petersilie waschen, trocken schütteln, Blättchen abzupfen und fein hacken. Beides mit Olivenöl, Sojasauce und Zitronensaft zu einem Dressing verrühren.

● Mangold waschen, trocken schleudern und Blätter in mundgerechte Stücke zerkleinern. Glasnudeln nach Packungsanleitung garen, dann abschrecken. Champignons putzen und in Scheiben schneiden.

● Kokosfett in einer Pfanne erhitzen. Champignons darin andünsten und mit Salz abschmecken.

● Avocado halbieren, den Kern entfernen, das Fruchtfleisch mit einem Löffel aus der Schale heben, und in kleine Stücke schneiden. Mango schälen und ebenfalls in kleine Stücke schneiden. Granatapfelkerne auslösen.

● Mangold und Glasnudeln vorsichtig mit dem Dressing und den übrigen Zutaten vermengen.

Champignons ▸ auf Frische achten ▸ evtl. Kräuterseitlinge

Nährwerte pro Portion
475 kcal • 58 g KH • 22 g F • 5 g E

Mangold-Quiche ohne Boden

Für 2 Portionen/eine Tarteform (20 cm Durchmesser)
45 Min.

- 1 EL Olivenöl plus etwas für die Form
- 400 g Mangold
- 1 rote Spitzpaprikaschote **F**
- ½ rote Chilischote **H F**
- ½ Knoblauchzehe **H F**
- 2 EL Speisestärke
- 100 ml Mandeldrink
- 200 g Feta
- Salz
- Pfeffer **H**
- 20 g Pinienkerne **H**

● Den Backofen auf 180 °C Ober-/Unterhitze vorheizen. Die Tarteform mit Öl auspinseln.

● Mangold waschen, putzen, die Stiele klein würfeln und die Blätter in Streifen schneiden. Paprikaschote und Chili vierteln oder halbieren, von Samen und Scheidewänden befreien und das Fruchtfleisch waschen. Paprika in feine Streifen und Chili in feine Würfel schneiden. Knoblauch schälen und fein hacken.

● Öl in einer Pfanne erhitzen und den Knoblauch darin sanft anschwitzen. Mangoldstiele, Paprika und Chili zugeben und 2–3 Min. mitbraten. Dann Mangoldblätter zugeben und zusammenfallen lassen.

● Alles in die Tarteform füllen. Die Speisestärke mit 6 EL kaltem Wasser glatt rühren. Die Hälfte des Fetas sehr fein schneiden oder zerdrücken. Angerührte Stärke, Mandeldrink und Feta verquirlen, mit Salz und Pfeffer würzen und über das Gemüse gießen.

● Restlichen Feta zerbröseln und zusammen mit Pinienkernen auf die Quiche streuen. Im Ofen ca. 30 Min. backen.

rote Spitzpaprikaschote ▶ Paprika schälen oder hellgelbe oder grüne Paprikaschote
Pinienkerne ▶ evtl. Macadamianüsse

Nährwerte pro Portion
350 kcal • 16 g KH • 22 g F • 18 g E

Nudelrösti aus Thailand

Für 12 Rösti
20 Min.

- 125 g dünne Reis-Glasnudeln
- 2 Frühlingszwiebeln
- 1 Stängel Zitronengras
- 2 EL Kokosraspel
- Salz
- Pfeffer **H**
- 1 EL Kokosöl
- 120 g Mungbohnensprossen
- 1 kleine rote Zwiebel **H F**
- 1 Avocado **H F**

● Reis-Glasnudeln in kurze Stücke brechen und nach Packungsanleitung in heißem Wasser einweichen. Dann gründlich abtropfen lassen und trocken tupfen.

● Frühlingszwiebeln und Zitronengras waschen, trocken tupfen und in feine Ringe schneiden. Mit Nudeln und Kokosraspeln vermengen und mit Salz und Pfeffer würzen.

● Öl in einer Pfanne stark erhitzen, eine Metall-Ausstechform (Ø 9 cm) mit etwas Öl einpinseln und in die Pfanne legen. Den Backofen auf 100 °C vorheizen.

● Einen Teil der Nudelmischung in die Form geben, sodass der Pfannenboden gerade bedeckt ist, und leicht mit einem Löffel andrücken. Rösti ca. 30 Sek. backen, dann die Form entfernen, die Rösti wenden und goldbraun backen. Auf Küchenpapier abtropfen lassen. Auf diese Weise nach und nach 12 Rösti backen. Fertige Röstis im vorgeheizten Ofen warm halten.

● Mungbohnensprossen waschen und trocken tupfen. Zwiebel schälen und in feine Ringe schneiden. Avocado halbieren, schälen, Kern entfernen und das Fruchtfleisch in dünne Scheiben schneiden.

● Rösti mit Sprossen, Zwiebelringen und Avocadoscheiben belegen.

Avocado ▶ evtl. Brokkomole (Seite 118)

Das passt dazu Asia-Pesto (Seite 114) und Gurkensalat

Nährwerte pro Rösti
90 kcal • 10 g KH • 5 g F • 1 g E

Rote-Bete-Bratlinge

Für 12 Stück
35 Min.

350 g Rote Bete **F** • 1 Zwiebel **H F** • 70 g Kokosflocken • 2 EL Kokosmehl • 2 EL Urdinkel-Grieß • 3–4 EL frisch gepresster Zitronensaft **H** • Salz • Pfeffer **H** • 3 EL Kürbismus • Öl zum Braten

Für den Dip
170 g Schafsjoghurt • 2 TL geriebener Meerrettich **H** • Salz • Pfeffer **H**

- Rote Bete waschen, schälen und mit einer Reibe oder der Küchenmaschine grob raspeln. Zwiebel schälen und fein würfeln.
- Beides mit Kokosflocken, Kokosmehl, Dinkelgrieß, Zitronensaft, Salz und Pfeffer vermengen. Die Masse kräftig abschmecken und das Kürbismus unterrühren.
- Öl in einer Pfanne erhitzen und darin bei mittlerer Hitze beidseitig 12 Bratlingen backen, bis sie leicht gebräunt sind.
- Für den Dip Joghurt mit Meerrettich, Salz und Pfeffer verrühren und abschmecken.
- Bratlinge auf Küchenpapier abtropfen lassen und mit Meerrettichdip servieren.

Rote Bete ▶ Kürbis, Pastinake

Tipp Zum Schälen der Roten Bete am besten Gummihandschuhe tragen. Sie färben nachhaltig!

Nährwerte pro Stück
80 kcal • 6 g KH • 5 g F • 2 g E

Reisnudeln mit Wunschgemüse

Für 2 Portionen
25 Min.

300 g Gemüse (z. B. Kohlrabi, Brokkoli, Paprika, Zucchini, Möhren, Champignons etc.) • 1 TL Öl • 1 TL Curry **H F** • 100 ml Kokosmilch • 150 ml Brühe **H F** • 100 g Reisnudeln • 1 ½ TL Mandelmus • Salz • Pfeffer **H**

- Wunschgemüse waschen, putzen und in mundgerechte Stücke schneiden.
- Öl in einem Topf erhitzen. Curry kurz darin anrösten, bis es duftet, dann das Gemüse dazugeben, gut mit dem Curry vermengen und 1–2 Min. mitrösten. Mit Kokosmilch und Brühe ablöschen und bei schwacher Hitze 20 Min. köcheln lassen.
- In der Zwischenzeit Nudeln nach Packungsanleitung zubereiten. Das gegarte Gemüse mit Mandelmus, Salz und Pfeffer abschmecken.
- Reisnudeln zu dem Gemüse geben und vorsichtig vermengen.

Curry ▶ Kurkuma, Kreuzkümmel, Piment

Nährwerte pro Portion
410 kcal • 43 g KH • 17 g F • 37 g E

» Rote-Bete-Bratlinge

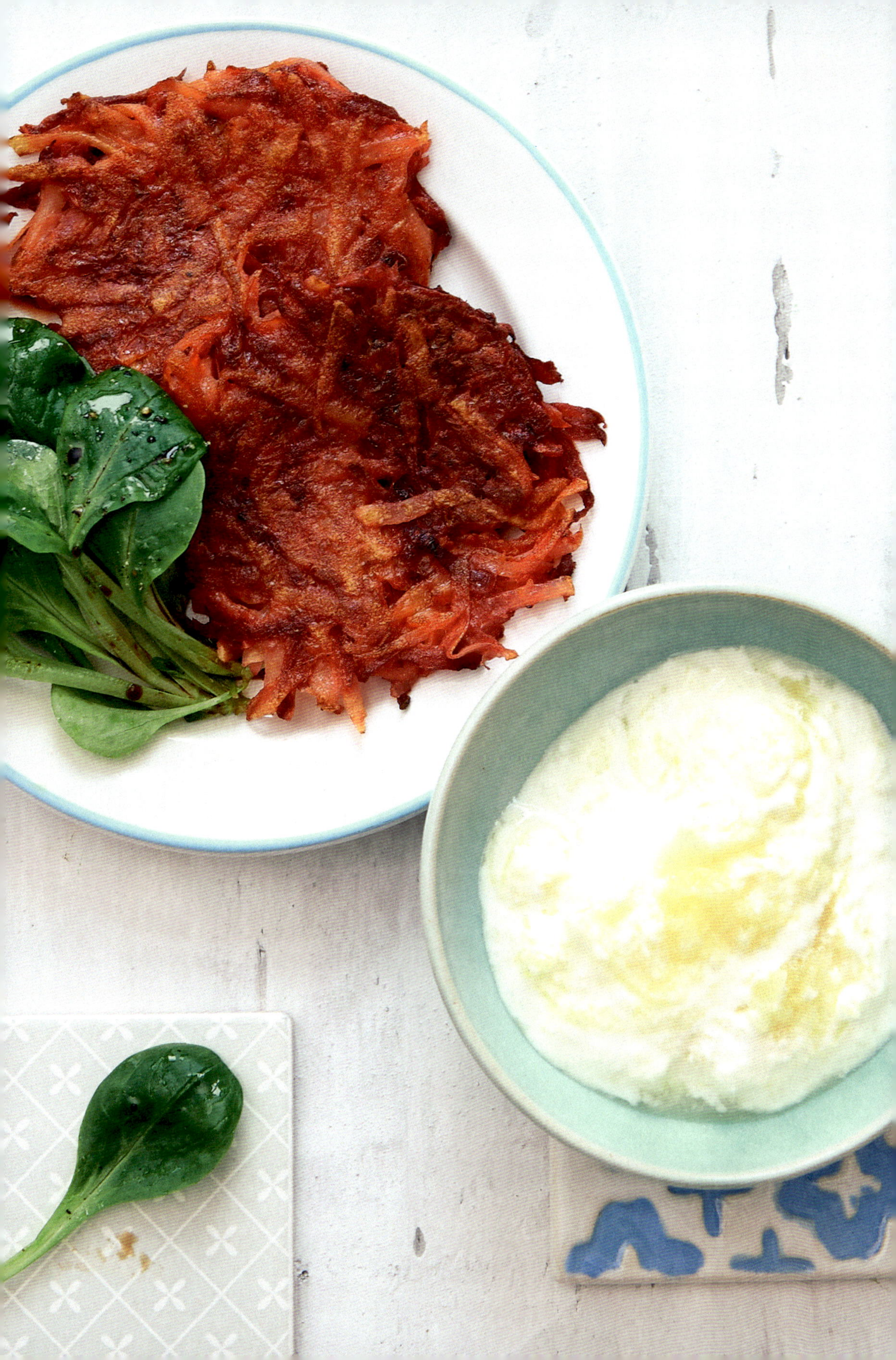

Schmorgurken mit cremigem Quark

Für 2 Portionen
25 Min.

2 Schmorgurken • 1 Knoblauchzehe **H F** • 1 rote Peperoni H+F • 1 Lauchstange **F** • 1 EL Öl • 150 g Schafsquark • 2 EL Kräuter (Petersilie, Dill oder Fenchel) • Salz • Pfeffer **H**

- Gurken längs halbieren und die Kerne mit einem Löffel herausschaben. Gurkenhälften in ½ cm dicke Scheiben schneiden.

- Knoblauch schälen und fein hacken. Peperoni halbieren, Samen und Scheidewände entfernen und das Fruchtfleisch waschen und fein hacken. Lauch waschen und in feine Ringe schneiden.

- Öl in einer Pfanne erhitzen und Lauch, Peperoni und Knoblauch darin scharf anbraten. Dann Gurkenscheiben unterrühren und alles bei schwacher Hitze 10 Min. garen. Quark hinzufügen und sorgfältig mit dem Gemüse vermengen. Nochmals kurz erwärmen, jedoch nicht mehr kochen, da der Quark sonst gerinnt.

- Zum Schluss die Kräuter unterheben und mit Salz und Pfeffer abschmecken.

Lauch ➔ Pak Choi oder Rucola

Das passt dazu Süßkartoffel-Omelett (Seite 127)

Nährwerte pro Portion
225 kcal • 10 g KH • 15 g F • 11 g E

Süßkartoffelpizza

Für 1–2 Portionen
40 Min.

1 große Süßkartoffel • ½ TL Salz • 150 g Schafsquark • 1 TL Paprikamark oder edelsüßes Paprikapulver **F** • jeweils ¼ TL Basilikum, Oregano und Thymian • 75–100 g junger Schafsgouda

- Den Backofen auf 180 °C Ober- und Unterhitze vorheizen. Süßkartoffel waschen, schälen, quer in 1,5 cm dicke Scheiben schneiden und leicht salzen.

- Quark mit Gewürzen und Kräutern zu einer Creme verrühren. Gleichmäßig auf den Süßkartoffelscheiben verteilen. Käse reiben und darüberstreuen.

- In 30–35 Min. im vorgeheizten Ofen goldbraun backen.

Tipp Kleiner Snack oder leckere Beilage!

Nährwerte pro Portion
475 kcal • 39 g KH • 27 g F • 16 g E

Zucchini mit Schafskäse

Für 2 Portionen
10 Min.

1 große Zwiebel **H** **F** • 1 TL Kokosöl • 2–3 Knoblauchzehen **H** **F** • Salz • 2 Zucchini • Curry Jaipur (pikante Schärfe) **H** **F** • 100 g Feta

- Zwiebel schälen und fein hacken. Kokosöl in einer Pfanne erhitzen und die Zwiebel darin glasig dünsten. Knoblauch schälen, fein hacken und dazugeben. Leicht salzen.

- Zucchini waschen, grob raspeln und ebenfalls in die Pfanne geben, Curry unterrühren. Ca. 5 Min. dünsten (je nachdem, wie bissfest man es mag).

- Feta in Würfel schneiden und kurz mit in die Pfanne geben. Oder die Zucchini erst auf dem Teller damit bestreuen, wenn der Käse nicht zu weich sein soll.

Curry Jaipur ▶ Kurkuma

Nährwerte pro Portion
165 kcal • 6 g KH • 10 g F • 11 g E

Dinkel-Blätterteig-Schnecken

Für 10–12 Stück
10 Min. + 20 Min. Backzeit

1 Pck. Dinkelblätterteig (ohne Zusatzstoffe) • 300 g Frischkäse (von Schaf und/oder Ziege; natur oder mit Kräutern) • 1 EL gehackter Dill • 160–200 g Räucherlachs in Scheiben **H** • frisch gepresster Saft von 1 Zitrone **H** • 1 Ei **H**

- Den Backofen auf 200 °C Umluft vorheizen. Blätterteig auf einem mit Backpapier belegten Blech ausrollen und mit Frischkäse bestreichen.

- Dill auf dem bestrichenen Blätterteig verteilen. Lachsscheiben ebenfalls darauf verteilen und mit dem Zitronensaft beträufeln. Vorsichtig von der langen Seite aufrollen und dann in ca. 1,5 cm dicke Scheiben schneiden

- Ei mit einer Gabel verquirlen und die Scheiben damit bestreichen. Im vorgeheizten Ofen in 15–20 Min. goldbraun backen.

Ei ▶ nur Eigelb

Tipp Die Schnecken schmecken auch lauwarm und kalt sehr gut und sind gut für eine Party vorzubereiten.

Nährwerte pro Portion
230 kcal • 12 g KH • 17 g F • 8 g E

Mozzarella in knuspriger Hülle mit grüner Salsa

Für 2 Portionen
10 Min.

Für die grüne Salsa
- ½ Bund Frühlingszwiebeln **F**
- 1 EL frisch gepresster Zitronensaft **H**
- 1 TL Kapern **H**
- 1 kleine Knoblauchzehe **H F**
- 3 Stiele glatte Petersilie
- 2 EL Olivenöl
- Salz
- Pfeffer **H**

Für den Mozzarella
- 250 g Schafsmozzarella
- Salz
- Pfeffer **H**
- 1 EL Pfeilwurzelstärke
- 2 EL gemahlene Mandeln
- 2 EL glutenfreie Haferflocken oder Kokosflocken
- 1 EL gehackte Kräuter nach Belieben
- Öl zum Ausbacken

● Für die Salsa Frühlingszwiebeln waschen, putzen, in feine Ringe schneiden und mit dem Zitronensaft vermengen.

● Kapern fein hacken (Blüten bleiben ganz), Knoblauch schälen und ebenfalls klein hacken. Petersilie waschen, trocken schütteln, Blätter abzupfen und auch fein hacken.

● Alles zusammen mit dem Öl verrühren und mit Salz und Pfeffer würzen.

● Mozzarella abtropfen lassen, in 8 Scheiben schneiden und von beiden Seiten mit Salz und Pfeffer würzen. Stärke mit 2 EL Wasser verrühren.

● Gemahlene Mandeln, angerührte Stärke und Haferflocken mit jeweils einem Drittel der Kräuter in je einen tiefen Teller geben und mischen. Mozzarella erst in den gemahlenen Mandeln, dann in der angerührten Stärke und anschließend in den Haferflocken wälzen.

● Öl in einer Pfanne erhitzen und die Mozzarellascheiben darin goldbraun braten.

Kapern ▶ ganze Gänseblümchen-Blüten oder andere essbare Blüten

Das passt dazu Salat. Die grüne Salsa schmeckt auch wunderbar zu Gegrilltem, Fisch und Kartoffelgerichten.

Nährwerte Mozzarella pro Taler
150 kcal • 2 g KH • 11 g F • 10 g E
Nährwerte Salsa pro Portion
160 kcal • 5 g KH • 14 g F • 1 g E

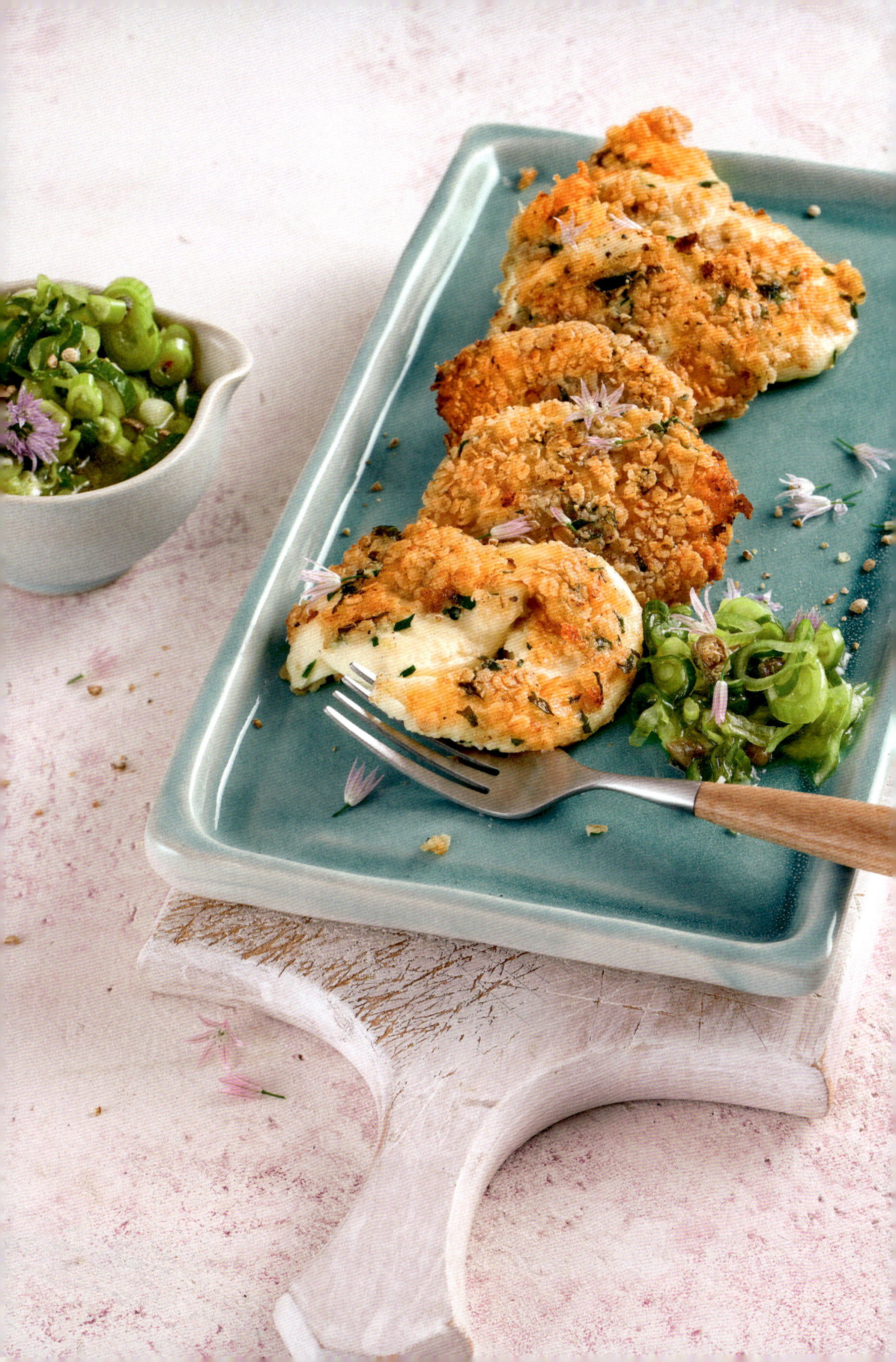

Pasta mit Kürbissauce

Für 2 Portionen
30 Min.

- 1 kleiner Hokkaidokürbis (400 g)
- 1 kleine Zwiebel **H F**
- 1 Knoblauchzehe **H F**
- 25 g Butter oder Olivenöl
- 1 EL Tomatenmark **H F**
- ½ TL Paprikapulver **F**
- 250 ml Gemüsebrühe **H F**
- Salz
- 1 Thymianzweig
- 200 g Glasnudeln aus Süßkartoffelstärke (Zutatenliste beachten!)
- 1 EL geröstete Kürbiskerne **H**
- 1 Msp. frisch geriebene Muskatnuss **H**

● Kürbis waschen, halbieren, Kerne entfernen und das Fruchtfleisch in Würfel schneiden. Zwiebel schälen und würfeln. Knoblauch schälen und fein würfeln.

● Butter oder Öl in einer Pfanne bei mittlerer Hitze erhitzen und die Zwiebel darin glasig schwitzen. Kürbis und Knoblauch dazugeben und etwa 5 Min. langsam unter Rühren leicht bräunen.

● Tomatenmark hinzufügen und kurz mitrösten, dann auch Paprikapulver zugeben, mit Brühe ablöschen und salzen. Thymianzweig in die Pfanne geben und alles in 20–25 Min. zugedeckt bei schwacher Hitze weich garen.

● In der Zwischenzeit Nudeln nach Packungsanweisung kochen und die Kürbiskerne in einer kleinen Pfanne ohne Fett rösten, bis sie zu duften beginnen.

● Wenn der Kürbis weich ist, den Thymianzweig entfernen und alles mit dem Stabmixer fein pürieren. Mit Muskatnuss abschmecken.

● Die Nudeln auf Tellern mit der fertigen Sauce anrichten und mit den Kürbiskernen bestreuen.

Tomatenmark ▶ Paprikamark ▶ Kürbispüree

Nährwerte pro Portion
335 kcal • 41 g KH • 7 g E • 15 g F

Gemüse mit Hackfleisch

Für 2 Portionen
30 Min.

- 1 Zwiebel **H F**
- 1 Knoblauchzehe **H F**
- 200 g Zucchini
- 1 rote Paprikaschote **F**
- 1 EL Olivenöl
- 50 g frisches Rinderhackfleisch **H**
- Salz
- Pfeffer **H**
- 200 g stückige Tomaten (Dose) **H F**
- 1 EL gehackte Petersilie
- Paprikapulver **F**
- frisch gemahlene Muskatnuss **H**
- 30 g Feta

● Zwiebel und Knoblauch schälen und fein hacken. Zucchini und Paprika waschen, Paprika vierteln, von Samen und Scheidewänden befreien. Zucchini längs halbieren und in feine Scheiben schneiden, Paprikaschote in feine Streifen schneiden.

● Olivenöl in einer Pfanne erhitzen und Zucchini und Paprika ca. 5 Min. darin anbraten. Dann aus der Pfanne nehmen.

● Hackfleisch in derselben Pfanne unter Rühren kräftig anbraten und mit Salz und Pfeffer würzen. Zwiebel und Knoblauch dazugeben und kurz mitbraten. Dann das Gemüse, stückige Tomaten und Petersilie hinzufügen und 5 Min. köcheln lassen.

● Mit Paprikapulver und Muskat würzen und nochmals mit Salz und Pfeffer pikant abschmecken.

● Feta zerkrümeln und darüberstreuen.

rote Paprikaschote ▶ hellgelbe oder grüne Paprikaschote, Kürbis oder Kohlrabi
Tomatenmark ▶ Paprikamark ▶ Kürbispüree

Nährwerte pro Portion
420 kcal • 15 g KH • 28 g F • 28 g E

Ligurisches Kaninchen

Für 4 Portionen
1 Stunde 30 Min.

- 1 küchenfertiges Kaninchen, in ca. 10 Teile zerlegt
- Salz
- Pfeffer **H**
- 4 Knoblauchzehen **H F**
- 2 Rosmarinzweige
- 4 Thymianzweige
- 60 g Pinienkerne **H**
- 5 EL Olivenöl
- 125 ml Brühe **H F**
- 250 ml trockener Weißwein **H F**
- 100 g Taggiasca-Oliven (feste Sorte) **H F**

- Den Backofen auf 160 °C Ober-/Unterhitze vorheizen. Fleisch waschen, trocken tupfen, salzen und pfeffern.

- Knoblauch schälen und in feine Scheiben schneiden. Kräuter waschen, trocken schütteln, Nadeln bzw. Blättchen abzupfen und fein hacken. Pinienkerne in einer Pfanne ohne Fett rösten, bis sie zu duften beginnen.

- Öl in einem ofenfesten Topf erhitzen, Kaninchenstücke hineingeben und von allen Seiten kross braten. Kräuter unterrühren und kurz mitbraten.

- Alles mit Brühe und Weißwein ablöschen und ca. 10 Min. köcheln lassen. Den Topf in den Ofen stellen, mit einem Deckel schließen und das Fleisch ca. 30 Min. garen. Dann den Deckel abnehmen, Oliven und die Hälfte der Pinienkerne zugeben, nochmals alles gut vermengen und weitere 20 Min. im Ofen schmoren.

- Kaninchen mit den restlichen Pinienkernen bestreuen.

Pinienkerne ▶ evtl. Macadamianüsse

Das passt dazu etwas Brot

Tipp Klappt sogar auf dem Campingkocher!

Nährwerte pro Portion
622 kcal • 6 g KH • 32 g F • 70 g E

Wildgulasch

Für 4 Portionen
1 Std. 45 Min.

- 200 g kleine Schalotten (10–12 Stück) **H F**
- 2 große Möhren
- 2 Thymianzweige
- 1 Bio-Orange **H F**
- je 1 TL Pimentkörner, Wacholderbeeren und Gewürznelken
- Salz
- Pfeffer **H**
- ca. 3 EL Butterschmalz
- 750 g Wildgulasch (Reh, Wildschwein o. Ä.) **H**
- 400 ml Wildfond (Glas) **H F**
- Apfelessig **H**
- 2–3 EL Orangenlikör (nach Belieben) **H F**

● Schalotten schälen, 2–3 davon in sehr kleine Würfel schneiden. Möhren waschen, schälen und in etwas größere Würfel schneiden. Thymianzweige waschen, trocken schütteln und die Blättchen abzupfen. Orange heiß abwaschen, die Schale abreiben und den Saft auspressen.

● Piment, Wacholder und Nelken in einem Mörser grob zerstoßen. Gewürze mit 3 TL abgeriebener Orangenschale, Thymianblättchen, Salz und Pfeffer vermischen.

● Etwas Butterschmalz in einem Schmortopf erhitzen. Möhren und ganze Schalotten unter Rühren darin in 3–4 Min. goldbraun anbraten, dann aus dem Topf nehmen und beiseitestellen.

● Erneut etwas Butterschmalz im Topf erhitzen. Fleisch mit Küchenpapier trocken tupfen und in 2 Portionen im Butterschmalz scharf anbraten. Dann aus dem Topf nehmen und die Schalotten im restlichen Fett bräunen.

● Fleisch zurück in den Topf geben und mit der Hälfte der Würzmischung bestreuen. 200 ml Wildfond und den Orangensaft angießen und aufkochen. Das Gulasch zugedeckt bei schwacher Hitze 1 Std. 30 Min. schmoren lassen. Dabei nach und nach restlichen Fond und ggf. etwas Wasser angießen.

● Restliche Würzmischung sowie das gebratene Gemüse zum Fleisch geben, kurz aufkochen und noch 5–10 Min. offen sanft köcheln lassen. Mit Essig, Salz und Pfeffer abschmecken und, wenn gewünscht, auch mit Orangenlikör. Mit restlichem Thymian und etwas Orangenschale bestreut servieren.

Orange ▶ Acerola-Direktsaft ▶ Cranberry-Direktsaft oder Brühe

Tipp Ein schönes Gastmahl!

Nährwerte pro Portion
400 kcal • 10 g KH • 20 g F • 42 g E

Lamm aus dem Orient

Für 2 Portionen

1 Std. 20 Min.

- 500 g Tomaten **H F**
- 2 Knoblauchzehen **H F**
- 200 g Zwiebeln **H F**
- 1 kleine milde Peperoni
- 400 g grüne Bohnen **F**
- 250 g Möhren
- 800 g Lammfleisch **H**
- 2 EL Olivenöl
- 30 g Tomatenmark **H F**
- 600 ml Gemüsebrühe **H F**
- 1 Lorbeerblatt **H**
- 2 Thymianzweige
- Salz
- Pfeffer **H**
- ½ TL edelsüßes Paprikapulver **F**

Für den Minz-Joghurt

- 150 g Schafsjoghurt
- Salz
- Pfeffer **H**
- 1 TL gehackte Minze

- Tomaten mit kochendem Wasser überbrühen, kurz stehen lassen, dann häuten, vierteln und Stielansätze und Samen entfernen. Stielansätze und Samen durch ein Sieb passieren und den Saft auffangen. Tomaten nochmals quer halbieren.

- Knoblauch und Zwiebeln schälen und beides fein hacken. Peperoni längs halbieren, Samen und Scheidewände entfernen, das Fruchtfleisch waschen und fein würfeln. Bohnen waschen, putzen und in 3 cm lange Stücke schneiden. Möhren schälen und längs in etwa 1 cm dicke Scheiben schneiden. Das Lammfleisch in 1,5 cm große Stücke schneiden.

- Olivenöl in einer Kasserole erhitzen, Lammfleisch darin bräunen, salzen und pfeffern. Dann das Fleisch herausnehmen.

- Knoblauch, Zwiebeln und Peperoni in die Kasserolle geben und anbraten. Die Hälfte der Tomatenstücke und das Tomatenmark zugeben und kurz mit anrösten. Dann Gemüsebrühe und aufgefangenen Tomatensaft zugeben und aufkochen lassen.

- Lammfleisch, Lorbeerblatt und Thymianzweige zugeben und zugedeckt etwa 1 Stunde schmoren. 15 Min. vor Ende der Garzeit die Bohnen zugeben. Möhren und die restlichen Tomatenstücke 5 Min. später zufügen.

- Gulasch mit Salz, Pfeffer und Paprikapulver abschmecken.

- Joghurt mit Salz und Pfeffer vermengen. Minze unterheben. Zu dem Lammgulasch servieren.

Tomaten ▶ Paprikaschoten ▶ hellgelbe oder grüne Paprikaschote

Tomatenmark ▶ Paprikamark ▶ Kürbispüree

Nährwerte pro Portion

435 kcal • 37 g KH • 8 g F • 51 g E

Zucchini-Hackfleisch-Auflauf

2 Portionen
40 Min. + 40 Min. Backzeit

- 500 g Kartoffeln
- 700 g Zucchini
- 1 Zwiebel **H F**
- 500 g Hackfleisch **H**
- 1 Ei **H**
- 1 TL Senf **H F**
- Salz
- Pfeffer **H**
- 1 EL Butter
- 2 EL Dinkelmehl
- 125 ml Schafs- oder Ziegenmilch oder Pflanzendrink
- ca. 375 ml Fleischbrühe **H F**
- 150 g Schafs- oder Ziegenkäse

● Den Backofen auf 175 °C Ober-/Unterhitze vorheizen. Kartoffeln gründlich waschen, mit Schale kochen, abkühlen lassen und dann in Scheiben schneiden.

● In der Zwischenzeit Zucchini waschen und ebenfalls in Scheiben schneiden. Zwiebel schälen und fein hacken. Hackfleisch mit Zwiebel, Ei, Senf, Salz und Pfeffer vermengen.

● Zucchini, Kartoffeln und Hackfleisch abwechselnd in eine Auflaufform schichten. Jede Lage salzen und pfeffern.

● Butter in einem Topf schmelzen, Mehl mit einem Schneebesen einrühren und mit Milch und Brühe nach und nach auffüllen. Über die Gemüse-Hackfleisch-Mischung geben.

● Im vorgeheizten Backofen ca. 30 Min backen. Käse reiben, über den Auflauf geben und den Käse weitere 10 Min. im Backofen schmelzen lassen.

Ei ▶ 1 EL Schafsquark

Nährwerte pro Portion
570 kcal • 34 g KH • 31 g F • 38 g E

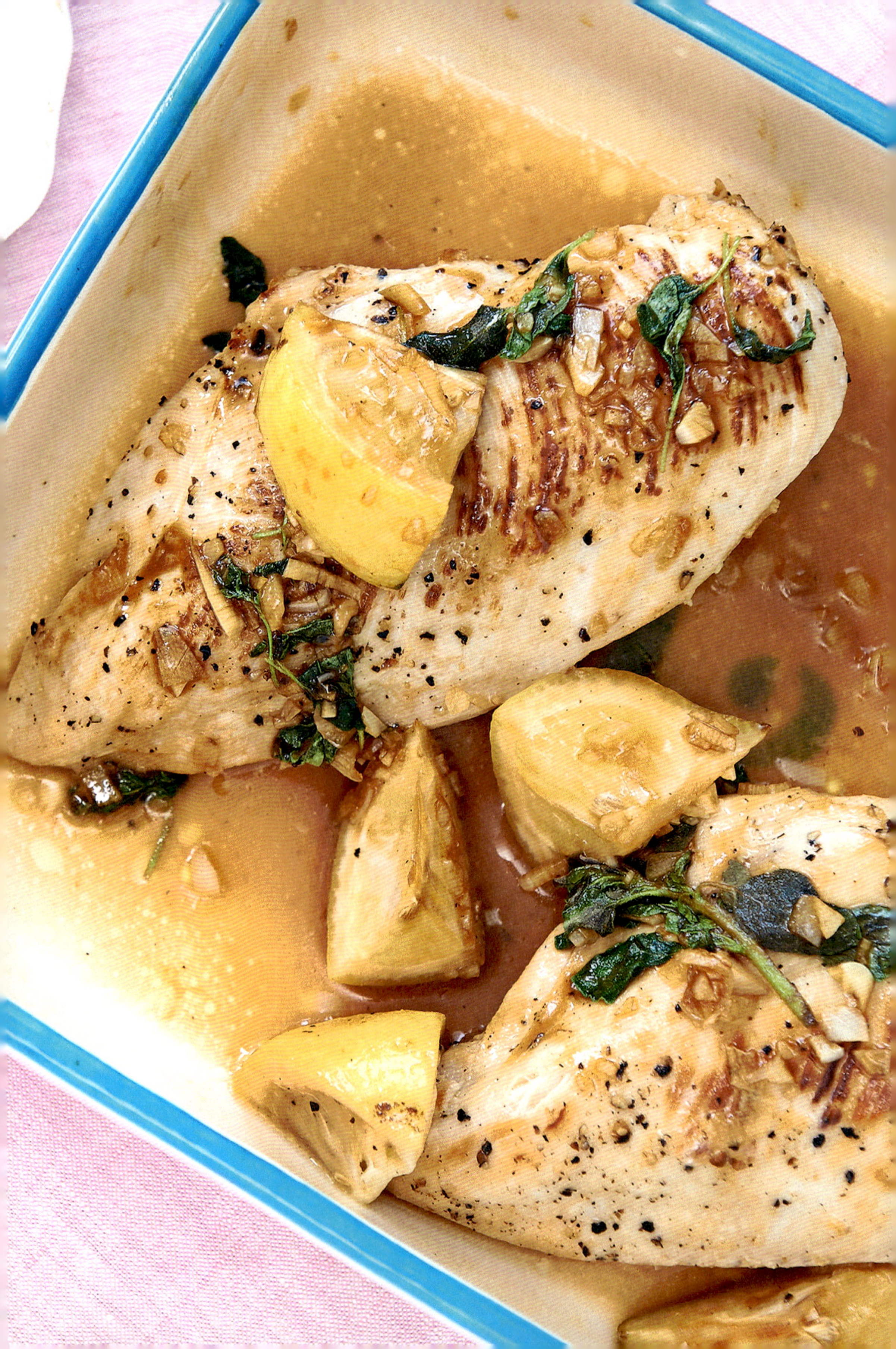

Zitronenhähnchen

Für 2 Portionen
10 Min. + 1 Std. 30 Min. Backzeit

2 große Bio-Hähnchenschenkel **H** • 3 Zitronen **H** • 1 Knoblauchzehe **H** **F** • 1 kleine Zwiebel **H** **F** • Salz • 125 ml Olivenöl • einige Basilikumstängel

- Den Backofen auf 200 °C Ober-/Unterhitze vorheizen. Hähnchenschenkel abspülen, trocken tupfen und in eine Grillpfanne legen.

- Zitronen auspressen, Knoblauch und Zwiebel schälen und fein hacken. Basilikum waschen und trocken schütteln. Alles mit Salz und Olivenöl zu einer Marinade verrühren und über die Hähnchenschenkel gießen, mit Basilikum belegen.

- Die Grillpfanne in den Ofen stellen und das Hähnchen ca. 1 Stunde 30 Min. backen.

Das passt dazu Süßkartoffelpüree (Seite 120) und Salat

Nährwerte pro Portion
860 kcal • 12 g KH • 74 g F • 39 g E

Rosenkohlblätter mit Bacon und Spiegeleiern

Für 2 Portionen
30 Min.

500 g Rosenkohl • 1 Zwiebel **H** **F** • 2 Knoblauchzehen **H** **F** • 2 EL Olivenöl • abgeriebene Schale von ½ Bio-Orange **H** **F** • 8 Scheiben Bacon **H** • 4 Eier **H** • Salz • Pfeffer **H**

- Rosenkohl waschen, putzen, den Strunk entfernen und die Blätter voneinander trennen. Zwiebel und Knoblauch schälen und fein hacken. Die Hälfte des Öls in einer Pfanne erhitzen und beides darin bei mittlerer Hitze andünsten.

- Rosenkohlblätter dazugeben und ca. 10 Min. anbraten.

- In der Zwischenzeit in einer weiteren Pfanne den Bacon ohne Fett kross anbraten, dann aus der Pfanne nehmen. Das restliche Öl bei mittlerer Hitze in der Pfanne erhitzen, Eier nacheinander in die Pfanne schlagen und zu Spiegeleiern braten.

- Rosenkohl mit Salz und Pfeffer abschmecken und die abgeriebene Orangenschale dazugeben. Mit Bacon und Eiern auf Tellern anrichten.

Orange ▶ Acerola-Direktsaft ▶ Cranberry-Direktsaft oder Brühe
Eier ▶ Enten-, Gänse- oder Wachteleier

Nährwerte pro Portion
400 kcal • 13 g KH • 19 g F • 13 g E

« Zitronenhähnchen

BROT, KUCHEN UND DESSERTS

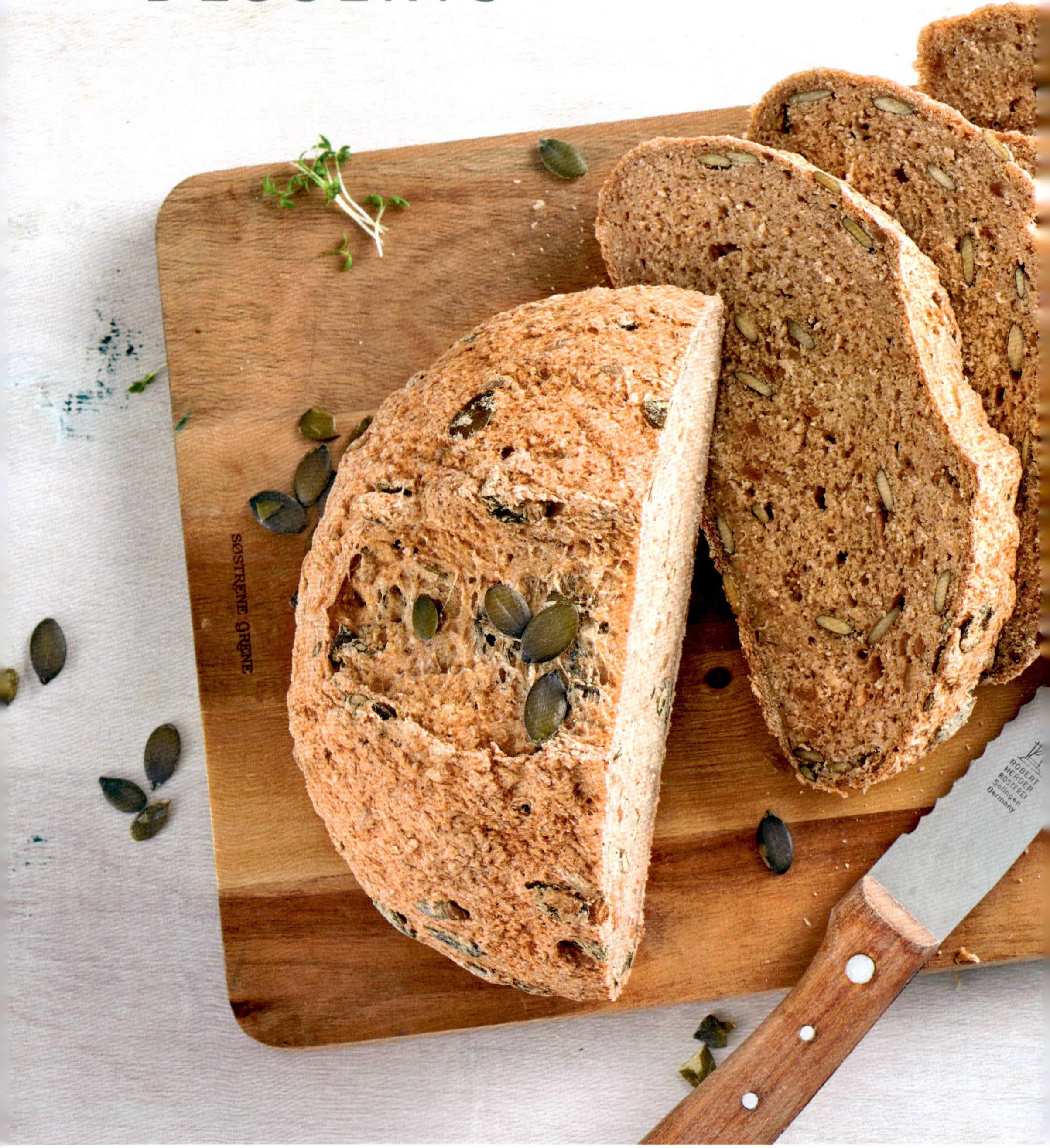

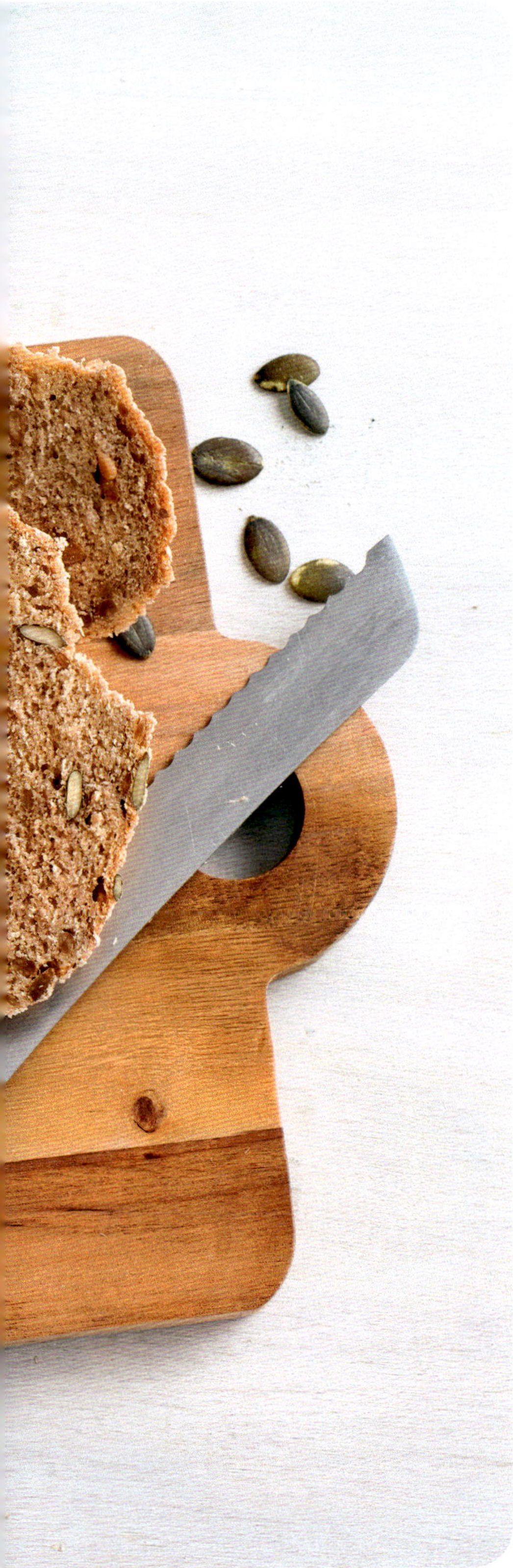

Glutenfreies Brot

Für 1 Brot/10–12 Scheiben
⏲ 10 Min. + Quellzeit 20 Min.+ Backzeit 1 Std.

30 g Flohsamenschalen • 2 EL frisch gepresster Zitronensaft H • 100 g Buchweizenmehl • 100 g Kichererbsenmehl H • 100 g Reis- oder Hafermehl • 40 g Tapiokamehl • 2 TL Backpulver • 1 TL Salz • 60 g Kerne (z. B. Kürbiskerne, Sonnenblumenkerne nach Verträglichkeit)

- Den Backofen auf 180 °C Ober-/Unterhitze vorheizen. Flohsamenschalen und Zitronensaft mit 450 ml Wasser zu einem Gel verrühren. 20 Min. ruhen lassen.

- Trockene Zutaten mischen, das Flohsamen-Gel dazu geben und alles durchkneten.

- Den Teig zu einem Laib formen und auf einem mit Backpapier belegten Blech 55–60 Min. im vorgeheizten Ofen backen.

Nährwerte pro Scheibe
145 kcal • 21 g KH • 4 g F • 5 g E

Steinborner Sauerteigbrot

Für 1 kg Brot/ca. 20 Scheiben
15 Min. + 12 Std. Ruhezeit + 1 Std. Backzeit + Abkühlzeit

300 g Roggenmehl plus etwas zum Bemehlen des Teigs • 200 g Urdinkel-Mehl • 15 g Salz • 300 g Sauerteigansatz • nach Belieben eine Handvoll grobes Roggenvollkornschrot

- Alle Zutaten in eine Schüssel geben, 380 g warmes Wasser zufügen, alles gut durchkneten. In einer Schüssel über Nacht (ca. 12 Std.) mit einem feuchten Tuch bedeckt bei Zimmertemperatur stehen lassen.

- Den Backofen auf mindestens 250 °C, besser auf 265 °C Ober-Unterhitze vorheizen. Den Teig in Mehl wenden und in eine Kastenform geben.

- 10–15 Min. backen, dann die Temperatur auf 180 °C reduzieren und weitere 45 Min. backen. In der Form auskühlen lassen.

Tipp Sauerteigansatz kann man bei vielen Bäckern bekommen. Wenn man ihn regelmäßig alle paar Tage mit je 1 El Mehl und 1 EL Wasser füttert, bleibt er aktiv und kann unendlich lange verwendet werden.

Nährwerte pro Scheibe
120 kcal • 23 g KH • 1 g F • 4 g E

Möhrenmuffins

Für ca. 12 Stück
15 Min. + 35 Min. Backzeit

300 g Möhren • 100 g Äpfel **F** • 60 g glutenfreie Haferflocken • 100 g geriebene Mandeln • 1 EL Chiasamen • ½ TL Zimt **H** • 1 ½ EL Kokosöl • 4 EL ungesüßtes Apfelmus **F** • 2 EL flüssiger Honig **F** • 250 ml ungesüßter Mandeldrink

- Den Backofen auf 160 °C Ober-/Unterhitze vorheizen. Möhren und Äpfel waschen, trocken reiben und auf einer Reibe oder in der Küchenmaschine raspeln. Mit Haferflocken, geriebenen Mandeln, Chiasamen und Zimt in eine Schüssel geben.

- Kokosöl in einem kleinen Topf schmelzen und mit den anderen Zutaten gut vermischen. Apfelmus, Honig und Mandeldrink zufügen und alles zu einem Teig verrühren.

- Den Teig in 12 Muffins-Papierförmchen füllen und diese in die Mulden des Muffinblechs setzen. 35 Min. im vorgeheizten Ofen backen, bis sie goldbraun sind. Dann aus dem Backofen nehmen und 10 Min. ruhen lassen.

- Muffins aus den Mulden nehmen und weitere 20 Min. auskühlen lassen.

Zimt ▶ evtl. Vanille
Apfelmus ▶ 1 TL Natron + 1 TL Apfelessig

Nährwerte pro Portion
350 kcal • 50 g KH • 11 g F • 7 g E

Glutenfreie Galette

Für 4 Stück
⏲ 15 Min. + 30 Min. Kühl- + 25 Min. Backzeit

Für den Teig
100 g glutenfreies Hafermehl plus etwas zum Bestäuben • 25 g Kartoffelstärke • 1 TL Flohsamenschalenpulver • 1 ½ EL Erythrit • 50 g kalte Butter plus etwas flüssige zum Bepinseln
Für die Füllung
200 g Heidelbeeren **F** • 1 ½ EL Erythrit • 1 TL Kartoffelstärke • 1 TL frisch gepresster Zitronensaft **H**

● Trockene Zutaten vermischen, Butter in Stückchen unterkneten. Nach und nach 3–5 EL eiskaltes Wasser zugeben. Den Teig zu einer Kugel formen und in Frischhaltefolie gewickelt mind. 30 Min. kalt stellen.

● Heidelbeeren waschen, abtropfen und mit Erythrit, Stärke und Zitronensaft vermengen.

● 2 Backpapiere mit Hafermehl bestäuben. Teig in 4 Stücke teilen und zwischen 2 Backpapieren zu je einem kleinen Kreis ausrollen. Backofen auf 200 °C vorheizen.

● Heidelbeeren in der Mitte verteilen und den Rand in Richtung Mitte falten. Die Ränder mit flüssiger Butter bepinseln.

● Alles mit dem Backpapier im vorgeheizten Ofen ca. 25 Min. backen, bis der Teig goldbraun ist und die Beeren blubbern.

Heidelbeeren ▶ Brombeeren

Nährwerte pro Stück
255 kcal • 27 g KH • 15 g F • 3 g E

Kuchenboden, offen für alles

Für eine Springform Ø 23 cm
⏲ 30 Min.

125 g Butter • 2 EL Pflanzenöl plus etwas für die Form • ca. 80 g Zucker • 1 Prise Salz • 1 Pck. Vanillezucker • ½ Pck. Vanillepuddingpulver • ½ Pck. Weinstein-Backpulver • 200 g gemahlene Hasel- oder Walnüsse oder Kokosraspel (nach Verträglichkeit) **H F** • ca. 3 EL gemahlener Buchweizen oder Hafer (glutenfrei) • Zimt **H** • etwas abgeriebene Schale von 1 Bio-Zitrone **H** • Haferdrink nach Bedarf

● Butter mit Öl schaumig rühren. Zucker, Salz und Vanillezucker unterrühren, bis sich der Zucker aufgelöst hat. Den Backofen auf 190 °C (Umluft; Ober/Unterhitze 200 °C) vorheizen.

● Pudding- und Backpulver vermischen und zusammen mit Nüssen, Buchweizen oder Hafer, Zimt und Zitronenschale einrühren. Mit etwas Haferdrink nach Bedarf zu einem Rührteig rühren.

● Die Springform einfetten, den Teig einfüllen und glatt streichen. Im vorgeheizten Backofen ca. 20 Min. backen. Etwas auskühlen lassen, dann (Vorsichtig, sehr brüchig!) auf einem Kuchenrost abkühlen lassen.

Nüsse nach Verträglichkeit ▶ evtl. Macadamianüsse oder Kokosflocken
Zimt ▶ evtl. Vanille

Vorschlag zum Belegen Frisches Obst auf einem mit Haferdrink oder Kokosmilch zubereiteten Pudding.

Nährwerte pro Stück
250 kcal • 13 g KH • 21 g F • 3 g E

Superschnelles Super-Sorbet

3 Portionen
5 Min.

2 frische Passionsfrüchte • 300 g TK-Mango **F** • 200 ml möglichst gekühlte Kokosmilch • 1–2 EL Erythrit nach Bedarf

- Passionsfrüchte halbieren, das Fruchtfleisch mit einem Löffel herauslösen und zusammen mit gefrorener Mango und Kokosmilch in einen Hochleistungsmixer geben. So lange verrühren, bis ein cremiges Sorbet entstanden ist.

- Sofort servieren und genießen.

Nährwerte pro Portion
240 kcal • 18 g KH • 17 g F • 2 g E

Versunkene Kokos-Beeren

Für 6 Portionen
10 Min. + 1 Std. Kühlzeit

70 g Kokosöl • 60 g Butter • 2–3 Prisen Salz • 50 g TK-Beeren • 40 g Kokoschips oder Kokosraspel • 2 EL ungesüßtes Kakaopulver **H** • 2–3 EL Erythrit

- Öl und Butter zusammen mit dem Salz in einer Pfanne schmelzen.

- In der Zwischenzeit einen tiefen Teller mit Backpapier auslegen und Beeren und Kokosraspel hineingeben.

- Kakao und Erythrit zu dem Fett geben und gut vermengen. Die Masse über die Beeren-Kokos-Mischung geben und im Kühlschrank fest werden lassen.

Kakaopulver ▶ Carob

Tipp Schön kalt servieren!

Nährwerte pro Portion
150 kcal • 1 g KH • 14 g F • 1 g E

» Superschnelles Super-Sorbet

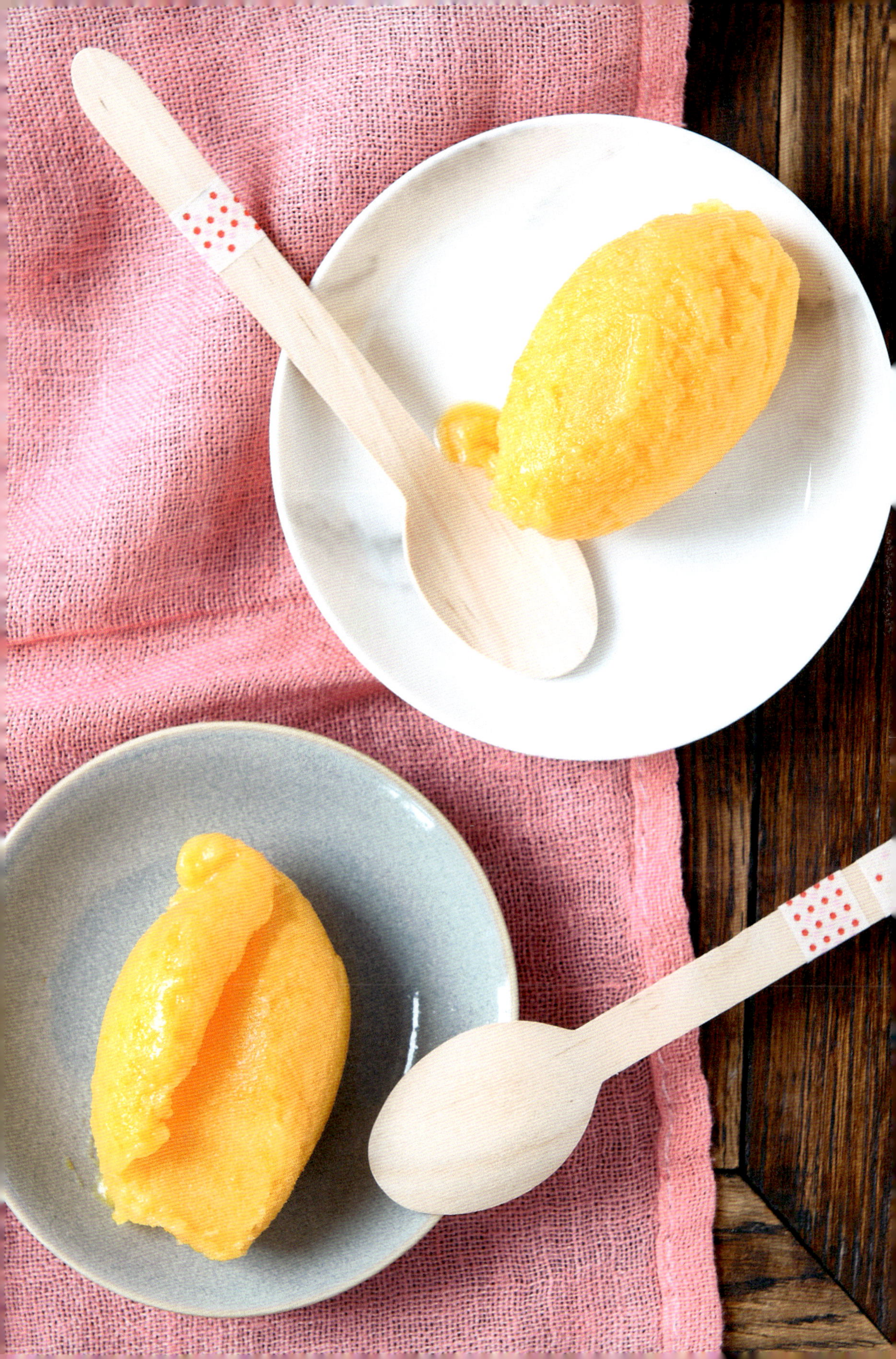

Glutenfreier Nusskuchen

1 Kastenform (25 cm)/ca. 10 Stücke
10 Min. + 55 Min. Backzeit

200 g Haselnüsse oder andere Nüsse **H** (H: gemahlene Macadamianüsse) • 250 g Maronen (vakuumverpackt) **F** • 200 g zimmerwarme Butter plus etwas für die Form • 150 g Erythrit • 4 Eier **H** • 3 EL Mandeldrink • 2 gestr. TL Backpulver • Puderzucker zum Bestäuben **F**

- Den Backofen auf 160 °C Ober-/Unterhitze vorheizen. Nüsse und Maronen mahlen und mit den restlichen Zutaten gut verrühren.

- Die Kastenform gut einfetten und den Teig gleichmäßig einfüllen.

- Auf der mittleren Schiene im vorgeheizten Ofen ca. 55 Min. backen. Aus dem Ofen nehmen, abkühlen lassen und dann erst aus der Form lösen.

Nüsse ▶ gemahlene Macadamianüsse
Eier ▶ 1 EL gemahlene Flohsamenschalen + 3 EL Wasser ≙ 1 Ei

Nährwerte pro Stück
350 kcal • 11 g KH • 31 g F • 6 g E

Low-Carb-Kaiserschmarrn

2 Portionen
20 Min.

1 EL Speisestärke • 5 TL Kokosmehl • 2 EL Kokosmilch • 100 g Schafsjoghurt oder pflanzlicher Joghurt • Öl zum Backen • 1 Tasse gemischte Beeren • Zimt **H** • 1 TL flüssiger Honig **F**

- Speisestärke mit 3 EL Wasser verrühren. Kokosmehl, Kokosmilch, Joghurt und evtl. noch ein wenig Wasser hinzufügen. Der Teig sollte etwas dicker sein als Pfannkuchenteig.

- Öl in der Pfanne erhitzen. Den Teig gleichmäßig darin verteilen und die Pfanne mit einem Deckel schließen.

- Wenn die Masse unten goldbraun ist, den Pfannkuchen wenden und mit einem Küchenspatel in kleine Stücke zerteilen. Währenddessen die Beeren in einem kleinen Topf erwärmen.

- Zimt, Honig und warmen Beeren auf den fertigen Schmarrn geben.

Zimt ▶ evtl. Vanille

Nährwerte pro Portion
205 kcal • 10 g KH • 15 g F • 4 g E

Macadamianüsse in cremiger Mousse

Für 4 Portionen
15 Min. + 14 Std. Kühlzeit

400 g Kokosmilch • 200 g Macadamianüsse • 30 g Zucker • 1 TL gemahlene Vanille • 1 TL Zimt H • 80 g Beeren (frisch oder TK)

- Kokosmilch über Nacht kalt stellen. Macadamianüsse mit einem leistungsstarken Mixer knapp 1 Min. mahlen. Dabei nicht zu heiß werden lassen, damit sich Öl und Eiweiß nicht trennen. Bei Bedarf zwischendurch kurz abkühlen lassen.

- Kokosmilch aus dem Kühlschrank nehmen. Nur die fest gewordene Milch mit einem Löffel abnehmen und in einer Schüssel mit dem Handrührgerät cremig schlagen. Zucker, Vanille und Zimt dazugeben und verrühren.

- Macadamianüsse löffelweise dazugeben und vermengen, bis eine geschmackliche ausgewogene Mischung entstanden ist.

- Creme 2 Std. kühl stellen. Dann die (aufgetauten) Beeren pürieren und das Dessert mit 2–3 TL Beerenmus verzieren.

Nährwerte pro Portion
590 kcal • 8 g KH • 56 g F • 7 g E

Warmer Rhabarber auf kühlem Milchreis

Für 2–3 Portionen
25 Min. + 10 Min. Ruhezeit + Abkühlzeit

½ Vanilleschote • 50 g Rundkornreis • 500 ml Schafs- oder Ziegenmilch oder Pflanzendrink • 500 g Rhabarber • 50 g Zucker

- Vanilleschote längs halbieren und mit einer Messerspitze das Mark herauskratzen. Reis in einem Sieb unter fließendem kaltem Wasser gründlich waschen oder ggf. fermentierten verwenden.

- Milch, die Hälfte der Vanille und den Reis zusammen in einem Topf aufkochen und 25 Min. auf niedriger Stufe quellen lassen. Dann abkühlen lassen.

- In der Zwischenzeit Rhabarber waschen, schälen und in Stücke schneiden. Zusammen mit Zucker und dem Rest der Vanille in einen Topf geben und 10 Min. ruhen lassen, bis sich Saft gebildet hat. Dann bei schwacher Hitze 25 Min. unter gelegentlichem Rühren zu einem feinen Kompott kochen.

Tipp Das Kompott schmeckt am besten noch lauwarm zum kühlen Milchreis.

Nährwerte pro Portion
290 kcal • 45 g KH • 0 g F • 3 g E

Vorlage für ein Ernährungstagebuch

	Montag	Dienstag	Mittwoch
Morgens			
Mittags			
Abends			
Zwischenmahlzeit			
Besondere Vorkommnisse Stress, Schlaf, Medikamente, Periode etc.			
Symptome Wie habe ich mich heute gefühlt? Schmerzen (Skala 0–10) Kopf (K) Bauch (B) Leistungsfähigkeit (LF) Konzentration (KZ) Psyche (P) Schwindlig (S) Gelenkschmerzen (G)			

Notieren Sie:

- die ungefähre verzehrte Menge (z. B. 3 Scheiben Brot, 2 Teller ...)
- roh/gekocht/gebraten
- Art der Gewürze
- Art und Menge der Getränke
- Auftreten der Symptome (sofort, nach 1–2 Std.)
- Psyche (z. B. depressiv, ängstlich, unruhig, weinerlich, aggressiv, müde)

Donnerstag	Freitag	Samstag	Sonntag

Nutzen Sie für die Intensität von Schmerzen (Schmerz = ϟ) eine Skala von 0 bis 10:

0 = keine Schmerzen
10 = unerträgliche Schmerzen
Für die Veränderung:
↓ oder +, ++, +++ = schlechter, schlechter werdend, fallend
↑ oder −, −−, −−− = besser, besser werdend, steigend

Diese Skala können Sie für alle Symptome anwenden. Nutzen Sie die Abkürzungen für die Art des Schmerzes, z. B.: Ich hatte viel Bauchweh = B 7, wenig Konzentration = KZ 2, Gelenkschmerz (G ϟ). Ergänzen Sie durch Eigenes, wenn Ihr Symptom hier nicht aufgeführt ist.

Rezept- und Zutatenverzeichnis

Stichwortverzeichnis

Liebe Leserin, lieber Leser,

hat Ihnen dieses Buch weitergeholfen? Für Anregungen, Kritik, aber auch für Lob sind wir offen.
So können wir in Zukunft noch besser auf Ihre Wünsche eingehen.
Schreiben Sie uns, denn Ihre Meinung zählt!

Ihr TRIAS Verlag

kundenservice.thieme.de | Lektorat TRIAS Verlag, Postfach 30 05 04, 70445 Stuttgart

/trias.tut.mir.gut /trias_verlag /triasverlag www.trias-verlag.de/newsletter

Empfehlungen der Autorinnen

Im Folgenden finden Sie weiterführende Informationen

Buchempfehlungen

Baumeister-Jesch, L; Ritter, T: **Stoffwechselstörung HPU.** VAK-Verlag 2015

Gerson, C; Walker, M: **Das große Gersonbuch.** Mobiwell 2012

Grauer-Stajanovic, S: **Kochtrotz.** Foodhacker 2018

Mosetter, K: **Zucker, der heimliche Killer.** Gräfe und Unzer Verlag 2016

Plothe, C; Plothe M: **Cultures for life,** Eigenverlag

Pulsinger, G; Kruse, M: **Magic Fermentation.** Löwenzahn-Verlag 2021

Ritter, T: **Stoffwechsel-Störung HPU. Wenn Stress krank macht.** 2. Auflage, TRIAS Verlag 2022.

Rapp, D: **Ist das Ihr Kind?** Promedico 1996

Websites

Alle Links wurden am 6.12.2022 zum letzten Mal aufgerufen.

Schilddrüsenbremser

www.aerzteblatt.de/archiv/5114/Schilddruese-und-Medikamente-Einfluss-auf-Laborwerte-und-Organfunktion

www.deutsche-apotheker-zeitung.de/daz-az/2017/daz-7-2017/stoeranfaellige-levothyroxin-therapie

Histamin-Listen

www.histaminintoleranz.ch

https://www.mitohnekochen.com/wp-content/uploads/2013/02/Liste-stark-histaminhaltige-Lebensmittel-leicht-histaminarme-Kostform.pdf

Glyx-Listen

bjvv.de/Files/PDF/GLYX-Liste_Schlank_Auflage4_gesch.pdf

https://www.rezeptrechner-online.de/blog/wp-content/uploads/2021/09/Glykaemischer-Index-Last-Tabelle.pdf

Bezugsquellen für verträgliche Produkte

Lebensmittel bei verschiedenen Unverträglichkeiten

www.eattolerant.de

www.kokku-online.de

www.unverträglichkeitsladen.de

Lebensmittel bei Histamin-Intoleranz

www.histaminikus.de

www.histaminintoleranz-shop.de

www.histafit.de

www.verjus-shop.com

www.oleum.de

Urdinkel

www.urkornpuristen.de

www.drax-muehle.de

www.shop.chiemgaukorn.de

www.hammermuehle-shop.de

Low-Carb-Produkte

www.ketofaktur.de

www.korodrogerie.de

Glutenfreie Backwaren

www.lovemecakes.de

Arsenfreier Reis

www.oesterreis.at

Nahrungsergänzungsmittel

www.heidelberger-chlorella.de

www.keac.nl

Eiweißpulver

www.phytina.de

Hormone

Klösterl-Apotheke München: www.kloesterl-shop.de

Marktapotheke Greiff: www.marktapotheke-greiff.de

Receptura Frankfurt: www.receptura.de

Apps als Einkaufshilfe

Healthme

Spoonful Food Scanner

Selbsttest-Fragebogen

Ritter, T: Stoffwechsel-Störung HPU. Wenn Stress krank macht. 2. Auflage, TRIAS Verlag 2022. Die Tests finden Sie auch online unter: extras.thieme.de/trias.htm

Labore und Praxis

KEAC: www.keac.nl

Lab4more GmbH: www.lab4more.de

Biovis Diagnostik MVZ GmbH: www.biovis.eu

Sanitas Humanus Analytics de.rpsanitashumanus.com

Naturheilpraxis Dr. Ritter
Dr. Tina Ritter,
Leibnizstrasse 3,
68165 Mannheim,
Tel. 0621 4187796

www.naturheilpraxis-docritter.de

HPU-Coaching online
www.hpu-guide.de

Quellenangaben

Ballantyne, S: Die Paläotherapie. Riva Verlag 2017

Buck, C et al.: Carrageenan is a potent inhibitor of papillomavirus infection. PLoS Pathogens. 2. 2006,7, S. e69, DOI: 10.1371/journal.ppat.0020069, San Francisco

Chassaing B et al.: Dietary emulsifiers impact the mouse gut microbiota promoting colitis and metabolic syndrome. Nature volume 519, 92–96 (2015)

Eufic, dt. Apothekerzeitung, www.medica-kiel.de (letzter Zugriff am 25.08.2022)

Fidler, LJ et al.: Involvement of Macrophages in the Eradication of Established Metastases following Intravenous Injection of Liposomes Containing Macrophage Activators. In: Cancer Research, 42, 1982, S. 496–501

Gibson et al.: Dietary prebiotics: current status and new definition, Food Science and Technology Bulletin: Functional Foods 7 (1) 1–19, 2010

Gundry, SR: Böses Gemüse: Wie gesunde Nahrungsmittel uns krank machen. Lektine – die versteckte Gefahr im Essen, Beltz 2018

Hetanen, E et al.: Effects of Phenoxyherbicieds and Glyphosate on the hepatic and intestinal Biotransformation Activities on the Rat, Acta Pharmacologica et Toxicologica 53 (1983): 103–12, DOI: 10.1111/j.1600-0773.1983

Khalili, H et al.: Oral contraceptives, reproductive factors and risk of inflammatory bowel disease. Gut 2013 Aug;62(8):1153–9.

Karstädt, U: Die Säure des Lebens, TAS 2013

Kruse, M; Pulsinger, G: Magic Fermentation. Löwenzahn Verlag 2021

Lam, JR et al.: Proton pump inhibitor and histamine 2 receptor antagonist use and vitamin B_{12} deficiency. 2013 Dec.11;310(22):2435–42

Mesnage, R et al.: Multiomics Reveal Non-alcoholic fatty Liver Disease in Rats following chronic exposure to an ultra-low dose of Roundup-herbicide, Scientific Reports 7 (2017):39328, DOI: 10.1038/srep39328

Popp, FA: Biophotonen-Neue Horizonte in der Medizin, Karl-Haug-Verlag 2013

Radermacher-Reuter, G, Wenzel C: Mineralstoffe und Spurenelemente. Ralf Reglin Verlag Köln 2003

Ritter, T: Stoffwechsel-Störung HPU. Wenn Stress krank macht. 2. Auflage, TRIAS Verlag 2022.

Rumjanek, VM et al.: A re-evaluation of the role of macrophages in carrageenan-induced immunosuppression. In: Immunology, 1977 September, 33(3), S. 423–432

Schuppan D, Gisbert-Schuppan K: Tägliches Brot: Krank durch Weizen, Gluten und ATI, Springer 2018

Tobacman, JK: Review of harmful gastrointestinal effects of carrageenan in animal experiments. In: Environ Health Perspect. Research Triangle Park NC 109.2001,10,983

www.apotheken-umschau.de/krankheiten-symptome/magen-und-darmerkrankungen (letzter Zugriff am 6.12.2022)

www.foodfibel.de/blog/dinkel-statt-weizen (letzter Zugriff am 6.12.2022)

www.kloesterl-apotheke.de/rezepturen/bioidentische-hormontherapie (letzter Zugriff am 6.12.2022)

www.spektrum.de/news/lebensmittelchemie-titandioxid-ist-zukuenftig-im-essen-verboten/1971280 (letzter Zugriff am 6.12.2022)

www.stern.de/gesundheit/suessstoffe--sie-koennen-die-darmflora-schaden-und-ernsthaft-krank-machen-30600376.html (letzter Zugriff am 6.12.2022)

Bibliografische Information der Deutschen Nationalbibliothek
Die Deutsche Nationalbibliothek verzeichnet diese Publikation in der Deutschen Nationalbibliografie; detaillierte bibliografische Daten sind im Internet über http://dnb.d-nb.de abrufbar.

Programmplanung: Uta Spieldiener
Projektmanagement: Anja Bippus
Redaktion: Bettina Snowdon
Bildredaktion: Christoph Frick, Marie Crämer

Umschlaggestaltung: © Thieme
Layout: CYCLUS · Visuelle Kommunikation, Stuttgart

Bildnachweis:
Covermotiv und Bild S. 3: © Yadel Möhler Photography
Autorinnenfoto: © Yadel Möhler Photography
Fotos im Innenteil: S. 6, 8, 22, 34 © Yadel Möhler Photography; S. 56, 66, 82, 88/89, 96/97, 101, 108/109, 113, 119, 123, 124/125, 129, 143, 152/153 © A. Rogge & J. Jankovic/Thieme; S. 91, 104, 107, 111 © M. Bergmann/Thieme; S. 94, 139, 150, 157 © S. Bütow/Thieme
Zeichnungen: Susi Schaaf, Bellheim
Die abgebildeten Personen haben in keiner Weise etwas mit der Krankheit zu tun.

1. Auflage 2023

TRIAS Verlag in Georg Thieme Verlag KG
Rüdigerstraße 14, 70469 Stuttgart, Germany
www.trias-verlag.de

Printed in Germany

Satz und Repro: Fotosatz Buck, Kumhausen
Druck: Grafisches Centrum Cuno, Calbe

Gedruckt auf chlorfrei gebleichtem Papier

ISBN 978-3-432-11642-6 1 2 3 4 5 6

Auch erhältlich als E-Book:
eISBN (ePub) 978-3-432-11643-3